Mama Pflanzenfresser

Vegan gesund von Anfang an

MANUELA HÜBL, MA

2. Auflage

13-stellige ISBN: 9781798954027

Imprint: Independently published

Meine liebe Mama Pflanzenfresser, dieses Buch ist dir gewidmet.

Es soll dir helfen, dich in deiner pflanzlichen Ernährung vor, während und nach deiner Schwangerschaft sicher zu fühlen. Hier geht es um so viel mehr als "nur" Ernährung. Ich möchte dir auch einen Überblick über Beachtenswertes rund um die vegane Mama geben und dich gerade in dieser sehr besonderen Phase deines Lebens darin bestärken, deine Werte und Ideale auch jetzt, wo du nicht mehr nur für dich alleine verantwortlich bist, zu leben und weiter zu geben.

INHALT

DANKSAGUNG

Ich möchte mich an erster Stelle bei meinen Kindern Elea & Castiel bedanken. Durch sie bin ich erst auf diese Ernährungsform und dem damit verbundenen Lebensstil gestoßen. Sie bringen mich immer wieder dazu, mich mit neuen Themen auseinanderzusetzen, auch jenseits der Ernährung.

Auch meinem Mann Gottfried möchte ich danken. Viele Abende hat er akzeptiert, dass ich nicht zur Verfügung stand und mich immer unterstützt. Vor allem in der Kinderbetreuung, doch auch, wenn ich mal einen Hänger hatte.

Mein besonderer Dank gilt Dr. Kathrin Hamann für die Zusammenarbeit an diesem Buch.

Meine Freunde haben mir immer wieder viele Fragen über Ernährung gestellt, wodurch ich in das eine oder andere Kapitel der Ernährungswissenschaft tiefer hineingegangen bin. Vieles davon konnte ich hier gut einfließen lassen. Auch für das gemeinsame Durchbesprechen und Diskutieren meines Buches bin ich sehr dankbar.

Außerdem bin ich sehr dankbar dafür, dass es Internet gibt :). Hier durfte ich in zahlreichen Blogs stöbern, Geschichten lesen, wertvollen Kongressen beiwohnen und auf diesem Weg hast auch du mich und dieses Buch gefunden.

Und zu guter Letzt möchte ich dir dafür danken, dass du den Mut hast, deine Ideale und Werte weiter zu leben und deinem Kind weiterzugeben – für eure Gesundheit und Mutter Erde. Und dafür, dass du dir die Zeit nimmst, dich mit diesen wichtigen Themen auseinanderzusetzen.

VORWORT

Die Schwangerschaft einer Frau ist die wohl überwältigendste Zeit im Leben. Sowohl für den Körper als auch für die Seele. Schwanger zu sein ist wie ein Wunder, das einem wiederfährt und wird nur noch schöner, wenn das Baby auf die Welt kommt und sich an den Körper schmiegt, friedlich lächelnd. Dieser Moment ist unbeschreiblich und unvergesslich.

Umso wichtiger ist es, dieses Wunder zu bewahren, zu beschützen und mit allem zu versorgen, was für das kleine Lebewesen wichtig ist. Darüber hinaus sollte bereits vor der Schwangerschaft für eine gesunde Lebensweise gesorgt werden, um auf alles gut vorbereitet zu sein. Auch wenn eine Schwangerschaft immer eine umwerfende Überraschung ist.

In dem vorliegenden Buch geht die Autorin Manuela Hübl auf sehr einfühlsame und tiefgreifende Weise auf pflanzliche Ernährung vor, während und nach der Schwangerschaft ein. Dass vegetarische oder vegane Ernährung nicht schädlich ist, sogar gesundheitsförderlich und bereits in unseren Genen verankert ist, zeigt sie sehr anschaulich.

In besonderer Weise stellt die Autorin die Einflüsse einer ausgewogenen und dennoch pflanzlichen Ernährung dar. Für jede Phase der Entwicklung des noch Ungeborenen bishin ins Kleinkindalter gibt sie Tipps und Anregungen zum einfachen umsetzen. Es bleiben keine Fragen offen. Die begleitenden Rezepte runden den Ratgeber wundervoll ab.

Ich wünsche allen Lesern viel Freude beim Lesen und alles Gute für die Zeit der Schwangerschaft und viel Kraft für die schöne Zeit danach.

Ihre

Dr. med. Kathrin Hamann
Fachärztin für Allgemeinmedizin
Hausärztin in München

EINFÜHRUNG

Wir Pflanzenfresser vermehren uns. Neben der Tatsache, dass stetig mehr Menschen zu dieser Ernährungsweise finden, kommen auch immer mehr vegan ernährte Babys auf die Welt bzw. haben Mamas den Wunsch, ihre Pflanzenkost auch in der Schwangerschaft fortzusetzen und gleichzeitig Gutes für ihre eigene und die Gesundheit ihres noch Ungeborenen zu tun.

Bei mir war es zunächst umgekehrt. Erst durch das Stillen meines ersten Kindes schloss ich mich diesem Ernährungstrend an, da mein Sohn häufig unter Bauchschmerzen litt. Offensichtlich war mein Kuhmilchprodukt-Konsum der Übeltäter (oft verantwortlich für Babybauchzwicken), also dachte ich: Warum nicht gleich vegan? Gemeinsam mit der wachsenden Empathie für Kuh-Mamas, wo ich ja jetzt auch Mama war, fasste ich den Entschluss, von heute auf morgen vegan, bzw. so vegan wie möglich zu leben. Nicht nur mir tat es gut, was man an meiner reiner werdenden Haut und Gewichtsreduktion sehen konnte, auch das Babybauchweh war weg.

Während der zweiten Schwangerschaft konnte ich mich von Anfang an als Mama Pflanzenfresser bezeichnen. Da mir die Versorgung von uns beiden sehr am Herzen lag, habe ich viel recherchiert und zu meinem dipl. Ernährungstrainer noch zwei Ausbildungen bzw. Upgrades mit der Spezialisierung vegetarische und vegane Ernährung angehängt. Der Glaubenssatz, dass die pflanzliche Ernährung eine Mangelernährung sei saß so tief, dass ich sehr viel Wissen anhäufen musste, um mich von ihm lösen und sogar vom Gegenteil überzeugen zu können.

Dieses Buch richtet sich in erster Linie an Frauen, die ihre Mutterschaft rundum vegan durchleben wollen. Doch auch für Vegetarierinnen, Pescetarierinnen oder Flexitarierinnen können die Inhalte bereichernd sein, zumal ich erstens ungern mit erhobenem Zeigefinger durch die Gegend laufe und zweitens auch kein großer Fan von Dogmatismus bin.

Im Schwangerschaftskapitel gehe ich sehr genau und ausführlich auf die Nährstoffe ein. Hier erfährst du unter anderem, wie viel du wovon und wofür brauchst, wo es enthalten ist, wie du den Tagesbedarf deckst und woran ein Mangel erkennbar sein kann. Doch das ist noch lange nicht alles: Ich begleite dich durch die Zeit beginnend vor der Schwangerschaft bis hin zu nach der

Beikosteinführung, gehe auf wichtige Blutwerte, sowie auf kontrovers diskutierte Themen wie Gluten, Soja oder Zucker ein und auch darauf, warum vegane Ernährung in diesen Lebensphasen nicht nur nicht schädlich, sondern sogar gesundheitsförderlich sein kann.

Ich biete dir hier ein kleines Rundumpaket mit vielen wertvollen Infos für dich und euch als Familie. Es geht nicht nur um die vegane Ernährung oder darum, wie du mit dem Thema auch in einem nicht so Pflanzenfresser-enthusiastischen Umfeld umgehen kannst, sondern auch um Entgiftung, darum, worauf jede Schwangere unabhängig von ihren Ernährungsgewohnheiten zu achten hat, wie das so mit dem Stillen läuft, wie du auf natürliche Art und Weise mit häufigen Beschwerden von dir und dem Baby umgehen kannst, wie du euch beide vegan und natürlich pflegst, erzähle von unserer "gemischten" Familie und vieles mehr. Ganz nebenbei lernst du eine Menge über Ernährung. An der einen oder anderen Stelle gibt es sicher auch Überraschendes. Du bekommst einfach umzusetzende Praxistipps und ich möchte dich an meinen Erfahrungen teilhaben lassen.

Ich wünsche dir viel Freude und Sicherheit im Umgang mit deinem pflanzlichen Lebensstil und dass du aus diesem Büchlein viel für dich mitnehmen kannst.

Alles Liebe,

Deine Manu

Mama Pflanzen Fresser

DER MENSCH ALS PFLANZENFRESSER

Vorab möchte ich physiologische Gründe hervorheben, die eine vegane Ernährung des Menschen nahelegen – auch, um dir von vorn herein ein gutes Gefühl zu geben.

Der Mensch wird weder als reiner Fleisch- noch Pflanzenfresser gesehen, sondern als Alles-Esser bzw. wird seine Ernährung als omnivor bezeichnet. Es gibt Völker z.B. im asiatischen Raum, die sich fast ausschließlich pflanzlich ernähren, wohingegen andere Gruppen wie die Massai fast nur tierische Nahrung zu sich nehmen. Von der Ernährungswissenschaft wird eine zwischen diesen beiden Extremen stehende Mischkost mit vorherrschender pflanzlicher Komponente empfohlen, wobei hier eine wachsende Offenheit für eine pflanzliche Lebensweise zu verzeichnen ist, in einigen Ländern wird sie sogar empfohlen.

Folgende Faktoren legen nahe, den Menschen zum Pflanzenfresser zu zählen:

- Wir Menschen können Vitamin C nicht selbst synthetisieren, also muss es mit (pflanzlicher) Nahrung aufgenommen werden.
- Dafür sind unsere Körper imstande, Cholesterin selbst zu bauen. Somit müssen wir es über die (tierische) Nahrung nicht aufnehmen.
- Uns fehlt ein Enzym zum Abbau der Harnsäure, die wiederum in tierischer Nahrung enthalten ist. Die meisten Säugetiere können Harnsäure über das Enzym Uricase abbauen, während der Mensch im Laufe der Evolution diese Funktion verloren hat. Bei Verzehr von Fleisch steigen im Körper die Purinwerte an, Uratkristalle lagern sich in den Gelenken ab, fördern somit Entzündungsprozesse und lösen Gicht aus.
- Unser Darm ist wesentlich länger als jener von fleischfressenden Tieren, da pflanzliche Nahrung länger verdaut wird. Es gibt jedoch auch Quellen, die die Länge des menschlichen Darms (bei einem Erwachsenen ca. acht Meter) als Indikator für eine omnivore Ernährung sehen – mit leichter verdaulicher tierischer Nahrung. Jedenfalls ist Pflanzenkost aufgrund des niedrigeren Fettgehaltes leichter verdaulich. Auch die Darmform –

geschwungen mit vielen Wendungen – dient der langsamen Aufnahme von Nährstoffen. Fleischfresser haben einen glatten Darm, sodass die Nahrung schnell durchgeschoben werden kann und die Leichenteile nicht verwesen.

- Unser Gebiss ist flach, ideal zum Mahlen von Nahrung, während die Zähne von Fleischfressern zum Reißen der Beute spitz und scharf sind.
- Der menschliche Speichel ist alkalisch – wie der von Pflanzenfressern. Auch der Säuregehalt im Magen ist bei Fleischfressern 20-mal so hoch wie bei jenen Lebewesen, die sich pflanzlich ernähren. Der Säuregehalt im menschlichen Magen entspricht jenem vom Pflanzenfressern.

Ich möchte an dieser Stelle nochmal kurz auf unser Mund-Werkzeug samt Innenleben zu sprechen kommen bzw. dessen Eigenschaften hervorheben, denn vor allem dieser Teil unseres Körpers gibt Hinweise darauf, dass wir sogar zu den Frugivoren, also den Früchteessern zählen. Diese ernähren sich hauptsächlich von – Überraschung – Früchten und zu einem kleineren Teil auch von Nüssen, Samen und auch anderen Pflanzen(teilen) wie Wurzeln oder grünen Blättern.

EIN KAPITEL FÜR ZWEIFLERINNEN

Damit du auch wirklich guten Gewissens in die vegane Schwangerschaft starten oder auch Kommentaren von außen gelassen und informiert begegnen kannst, habe ich in diesem Kapitel ein paar Punkte aufgelistet, die für eine vegane Ernährung rund um Mama und Kind sprechen und dir zeigen, dass sich der Konsum von tierischen Produkten sogar nachteilig auswirken kann.

Zu allererst möchte ich auf die Ernährungsempfehlung der Academy of Nutrition and Dietetics (A.N.D., früher ADA) eingehen, die als Organisation mit den meisten Ernährungsspezialisten gilt: Laut deren Stand der Forschung ist eine gut geplante vegane Ernährung in unterschiedlichen Stadien des menschlichen Lebenszyklus, so auch in der Schwangerschaft, zu empfehlen (und darüber hinaus als Prävention und Therapie von Zivilisationskrankheiten) – und das nicht erst seit heute, sondern seit 30 Jahren. Mittlerweile steht diese Gesellschaft damit nicht mehr alleine da, denn immer mehr weitere globale Fachgesellschaften empfehlen diese Ernährungsform (wenn gut geplant und durchgeführt) in allen Lebenslagen, wie z.B. das Nordic Council of Ministers oder das Health and Medical Research Council in Australien, auch Ernährungsgesellschaften in Kanada und Portugal, um ein paar Beispiele zu nennen.

Pflanzliche Ernährung bietet alle Nährstoffe wie Calcium, Eisen, Zink, Selen, Vitamine aus der B-Gruppe usw. wie Tierische auch, jedoch beinhaltet sie auch Nährstoffe, die in tierischen Lebensmitteln nicht oder nur in geringer Menge vorkommen, wie z.B. Ballaststoffe, Vitamin C und sekundäre Pflanzenstoffe. Weiters ist das Verhältnis Kalorien zu Nährstoffdichte in der pflanzlichen Ernährung viel besser – und das ohne dieser Vielzahl an Schadstoffen oder Cholesterin.

Warum gelangt vegane Ernährung besonders in der Phase rund um Mutter & Kind überhaupt in die Negativ-Schlagzeilen? Meist sind das Fälle, in denen die Kinder keine adäquate Vitamin B12- und / oder Vitamin-D-Supplementierung erhalten oder auch wenn die Mutter nicht stillt oder die Eltern "zusammengepantschte" Mischungen für die Säuglingsnahrung selbst mixen (da hier viele Nährstoffe fehlen).

Mögliche Nachteile

Das ist eines der kürzesten Kapitel ☺. Folgende Nachteile könnten sich durch eine vegane Ernährung für dich als Mama bzw. dein Kind ergeben:

- Die Eisenversorgung mit rein pflanzlichen Produkten ist natürlich machbar, doch tun sich hier Fleischfresser leichter was die Aufnahmemenge betrifft bzw. liegt die Bioverfügbarkeit von Eisen aus pflanzlichen Quellen etwas niedriger, sodass Veganern auch eine höhere Verzehrmenge empfohlen wird.
- Die ausreichende Zufuhr von Vitamin B12 ist oft auch ein omnivores Problem, da es als Energievitamin auch Stressgeplagten schnell mal ausgehen kann. Jedoch muss man schon ehrlich sagen, dass wir Pflanzenfresser davon mehr betroffen zu sein scheinen.
- Das Geburtsgewicht der Babys liegt durchschnittlich etwas niedriger (im Schulalter haben vegane Kinder das Gewicht jedoch wieder aufgeholt), wobei die Nachteiligkeit dessen fraglich ist.
- Die DGE und REVAN (Richtig essen von Anfang an) empfehlen eine vegane Ernährung für Schwangere und Kinder nicht. Zumindest sagt die DGE jedoch, dass es möglich ist bzw. wird hier von Jahr zu Jahr wohlgesonnener dieser Ernährungsform gegenüber.
- Du könntest in die Situation kommen, dich ein paar mühsamen Gesprächen stellen zu müssen.
- Da sich der Glaubenssatz, dass rein pflanzliche Ernährung automatisch eine Mangelernährung sei recht hartnäckig hält, könnte man sich damit unsicher fühlen.
- Es wird empfohlen, sich eingehend mit gesunder veganer Ernährung zu beschäftigen und diese gut zu planen → Zeitaufwand. Hier möchte ich jedoch anmerken, dass es bei jeder Ernährungsform Sinn macht, sich insbesondere während der Schwangerschaft mit dem Thema zu befassen.

Das war es auch schon wieder. Jetzt kommen wir zu den Sonnenseiten bzw. Gründen, die für eine vegane Ernährung (bzw. gegen eine Vegetarische / Omnivore) vor allem rund um Mama und Kind sprechen.

Warum keine Milchprodukte?

Wir Mamas sind in dieser Phase unseres Lebens, während der viele Hormone in uns ihre Unwesen treiben, oft von Zweifeln und Gedanken geplagt. Wenn du dich mit deiner Ernährung unsicher fühlen solltest, möchte ich hier mal einen großen Punkt erläutern, der gegen den Konsum von Milchprodukten, vor allem in der Schwangerschaft aber auch danach bzw. davor, spricht.

Das ist Milch

Wozu dient Muttermilch? Unter anderem zum schnellen Wachsen. Und das gilt nicht nur für die humane, sondern auch für die tierische Milch, ich bleibe mal bei der Kuh. Die Milch sagt dem Körper: Wachse! Wenn du aber kein Baby oder Kleinkind mehr bist, sondern erwachsen, entsteht eine unkontrollierte Vermehrung von Zellen in deinem Körper durch Milchkonsum. Das wiederum ist eine gute Voraussetzung für das Wachstum von Tumorzellen, womit wir beim Thema Krebs landen. Milch ist zwar nicht Auslöser für Krebs, fördert jedoch dessen Wachstum in allen Stadien. Das ist für keinen Erwachsenen gut und so auch nicht für eine schwangere oder stillende Frau.

Ungünstige Zusammensetzung

Wahrscheinlich ist der kommende Punkt nicht neu für dich, dennoch möchte ich ihn dir nochmal vor Augen führen: Kuhmilch, also die Muttermilch für Kälber, die ganz andere Bedürfnisse haben als Menschenkinder, ist für unsere Spezies schlicht ungeeignet. Die Zusammensetzung unterscheidet sich deutlich von unserer Muttermilch, was sie als Säuglingsnahrung untauglich macht. Muttermilch ist grundsätzlich für Babys bestimmt und nicht für größere Kinder oder gar Erwachsene – weder Menschliche, noch Tierische. Und woher nimmt die Kuh ihr Calcium? Richtig: aus Pflanzen.

Koliken

Kleinkinder und Säuglinge leiden häufig an Koliken, verursacht entweder durch den direkten Konsum von Milchprodukten oder indirekt durch die stillende Mutter. Das kann ich aus meiner eigenen Erfahrung bestätigen. Die Folge sind Verstopfung und Nahrungsmittelallergien.

Schadstoffe

Dieser Punkt ist auch hauptsächlich für Still-Mamas. Abgesehen davon, dass ich mir kaum vorstellen kann, dass sich jemand den Hormongehalt der Muttermilch von noch dazu verschiedenen Kuh-Mamas (die Milch, die wir im Laden zu kaufen bekommen beinhaltet ja nicht nur Milch von einer Kuh pro Packung) weder vorsätzlich selbst einverleiben, noch seinem Kind weitergeben will, möchte ich auf den Schadstoffgehalt eingehen. Berichte betreffend Schadstoffe in Lebensmitteln legen offen, dass 92% aller Giftstoffe in der Nahrung aus tierischen Quellen stammen, wobei Milchprodukte mit 54% am stärksten belastet sind. Im Vergleich kommen nur 8% aller Giftstoffe aus pflanzlicher Nahrung. Die Muttermilch von Veganerinnen ist deutlich weniger belastet.

Milch und Krankheiten

Milch bzw. Milchprodukte stehen in Verdacht, bei Neugeborenen Diabetes Typ I auszulösen. Dieser Prozess beginnt schon kurz nach der Geburt, wenn die Mutter nicht bzw. nicht ausreichend stillt und das Neugeborene ersatzweise mit Kuhmilchprotein gefüttert wird. Zunächst wird das Protein im Dünndarm zu Aminosäuren aufgespalten. Bei manchem Nachwuchs wird das Milchprotein nicht vollständig verdaut, es verbleiben Teile der Aminosäureketten oder Fragmente davon im Darm und können von dort aus ins Blut gelangen. Hier werden sie vom Immunsystem als Fremdkörper identifiziert. Unser Immunsystem versucht, diese Fragmente – die insulinproduzierenden Pankreaszellen – wie bei einer allergischen Reaktion zu zerstören. Nun kann der Körper nicht mehr zwischen Aminosäureketten bzw. -Fragmenten und Zellen der Bauchspeicheldrüse unterscheiden und zerstört sie beide. Dadurch wird dem Neugeborenen die Fähigkeit, Insulin zu produzieren genommen und das Risiko an Diabetes Typ I zu erkranken, mit dem es ein Leben lang zu kämpfen haben wird, steigt. Außerdem stehen Schizophrenie, Autismus, chronische Krankheiten wie ständige Ohrenentzündungen, Hauterkrankungen und Asthma in

Zusammenhang mit dem Verzehr von Kuhmilch. Interessanterweise kann eine rein vegane und fettarme Ernährung in der Schwangerschaft Diabetes Typ 2 aufhalten und das Absetzen von Medikamenten ermöglichen. Auch Allergien, Neurodermitis und Milchschorf treten vermehrt bei Kuhmilch-Konsum auf.

Milch hemmt

Ein weiterer Grund der gegen den Konsum von Milchprodukten spricht ist jener, dass Milch die Aufnahme von Eisen hemmt, an dem der Mehrbedarf in der Schwangerschaft besonders erhöht ist. Kuhmilch fördert zwar körperliches Wachstum, doch nicht die Widerstandsfähigkeit. Im Gegenteil: Die seelisch-geistige Entfaltung wird gehemmt, so wie auch die Immunabwehr.

Joghurt ist auch nicht besser

In Dänemark wurde herausgefunden, dass der Konsum von Light-Joghurt in dieser Lebensphase zu einer erhöhten Asthmarate, sowie steigender Häufigkeit von Heuschnupfen beim Kind führt. Vollfett-Joghurt hingegen wird mit Heuschnupfen im Erwachsenenalter in Zusammenhang gebracht.

Also: Milchprodukte sind nicht nur nicht gesund, sondern können sich sogar schädlich auf die Gesundheit von euch auswirken. Wir können ausreichend Mineralstoffe wie Calcium und Kalium durch eine ausgewogene pflanzliche Ernährung aus allen Nahrungsgruppen bzw. nicht zwingend aber durchaus auch aus angereicherten Produkten (z.B. Pflanzendrinks) aufnehmen.

Noch mehr Gründe pro vegan

Falls du noch immer unsicher bist, ob du mit veganer Ernährung auch in jeder Lebensphase gut fährst, findest du hier Fakten die zeigen, dass eine omnivore Ernährung nicht nötig ist bzw. sogar Gefahren für dich und dein Kind bergen kann.

Punkte, die der Dringlichkeit omnivorer Ernährung den Wind aus den Segeln nehmen:

Um die Versorgung mit *Omega-3-Fettsäuren* sicherzustellen, wird gerne Fischöl (was nebenbei bemerkt völliger Unsinn ist, da der Fisch die Fettsäuren von den Algen bekommt, also ist der Fisch ein unnötiger Umweg) oder fetter Fisch wie Lachs verzehrt. Viele Fischarten sind schwermetallbelastet – Methylquecksilber beispielsweise ist toxisch. Dadurch kann die kognitive Entwicklung des Kindes beeinträchtigt werden.

Eine zu gut gemeinte Quelle von *Vitamin A* für Schwangere ist Tierleber. Da die Konzentration hier so hoch ist, dass es den Fötus schädigen kann, wird von einem Verzehr dringend abgeraten.

Was den Baustein *Protein* betrifft, habe ich ein paar Beispiele unterschiedlicher Lebensphasen (also zwischen Schwangerschaft und Kindheit) für dich: Der Mehrbedarf an Protein kann durch pflanzliche Alternativen leicht gedeckt werden. Zudem weisen diese im Vergleich zu tierischen Lebensmitteln deutlich weniger Cholesterin, gesättigte Fettsäuren und Kalorien auf. An dieser Stelle möchte ich nochmals betonen, dass die Mehrheit der Bevölkerung mit deutlich mehr Eiweiß versorgt ist, als notwendig wäre. Laut der Veganen Gesellschaft Österreich ist Eiweißmangel bei veganen Schwangeren ein reiner Mythos, da zahlreiche Studien belegen, dass hier oft eine ideale bzw. marginal erhöhte Proteinzufuhr zu verzeichnen ist, während diese bei Mischköstlern deutlich zu hoch ausfällt. Dies führt im Darm zu einer erhöhten Fäulnisproduktion (z.B. Skatol, Schwefelwasserstoff, Indol), was wiederum die Leber überlastet.

Auch die Nieren werden bei der Verstoffwechslung von (zu viel) Eiweiß überbeansprucht. Wenn kein tierisches Eiweiß verzehrt wird, geht der Entzündungsmarker runter, entzündliche Kinderkrankheiten verlaufen milder bis teilweise sogar unbemerkt, vorausgesetzt die Ernährung ist vollwertig.

Die Versorgung mit weiteren Nährstoffen wie *Vitamin D und Iod* ist nicht nur eine Problematik von Veganern, sondern generell von Europäern. Beim B12 kommt es eher als veganes Problem daher, da Veganer ihr Blut häufiger darauf untersuchen lassen und dann einen Mangel aufweisen.

Die Vorteile der veganen Ernährung in der Schwangerschaft überwiegen die Nachteile, welche durch gute Planung, Ernährungskenntnisse sowie Überprüfung der kritischen Nährstoffe und gegebenenfalls Supplementierung wettgemacht werden können.

Punkte, die gegen eine omnivore und somit für eine vegane Ernährung sprechen
Vegane Schwangere sind *besser mit Folsäure und Magnesium versorgt*, als Anhängerinnen anderer Ernährungsformen. Vollwertige, pflanzliche Lebensmittel weisen eine vorteilhafte Nährstoff- u. Energiedichte auf (also wenige Kalorien bei ganz vielen guten Nährstoffen). Das wirkt sich positiv auf deine Körpergewichtszunahme aus, da du eher unwahrscheinlich wesentlich über das Ziel hinausschießen und zu viel unnötiges Gewicht zulegen wirst. Auch für dein Kind bietet es unter anderem den Vorteil, dass es eine große Geschmacksvielfalt von Anfang an kennenlernt.

Mit pflanzlicher Ernährung *verringerst* du das *Salmonellen-Risiko*. Als Mama Pflanzenfresser reduzierst du weiters das Risiko, an Toxoplasmose und Listeriose zu erkranken. In der Schwangerschaft wird Toxoplasmose durch den Verzehr von rohem Fleisch ausgelöst. Die bakterielle Erkrankung Listeriose kann über Rohmilchprodukte übertragen werden. Beides kann zu Früh- oder Fehlgeburten führen.

Fischesserinnen haben 10-mal mehr *Quecksilber* in ihrem Blut als Veganerinnen. Quecksilber vergiftet den Bauchzwerg und kann zu Gehirnschädigungen führen. Menschen, die durch hohen Fleisch- u. Fischkonsum mehr Häm-Eisen aufnehmen, weisen ein erhöhtes Risiko auf, an Diabetes II zu erkranken. Diesen Punkt möchte ich erwähnen, da auch Schwangerschaftsdiabetes immer wieder vorkommt.

Durch Fleischkonsum in der Schwangerschaft wird der mütterliche Stoffwechsel belastet, der Cortisolspiegel im Babykörper steigt an, die Nebennierenachse wird umprogrammiert und es besteht die Gefahr eines lebenslangen *Hypercortisolismus* (= lebenslang erhöhte Stresshormonwerte im Blut). Dies wirkt sich somit auch langfristig auf die spätere Stressresistenz des Kindes aus. Auch Früh- oder Fehlgeburten werden begünstigt. Außerdem steht der Fleischkonsum in der Schwangerschaft in Zusammenhang mit der möglichen Entstehung von Neurodermitis beim Kind.

Hühnerfleisch kann mit *Phtalaten* kontaminiert sein. Nimmt dies nun eine Schwangere zu sich, kann sie Größe und Entwicklung des Penis ihres männlichen Babys negativ beeinflussen. Eine fleischbasierte Ernährung während der Schwangerschaft, insbesondere der hohe Konsum von Fleisch und Fisch in der zweiten Schwangerschaftshälfte, erhöht das Risiko beim Baby, später im Erwachsenenalter erhöhten Blutdruck aufzuweisen. Da damit viele Folgeerkrankungen verbunden sind, setzt du jetzt schon mal einen guten Grundstein. Der Konsum von Fleisch und Eiern (und der Vollständigkeit halber Limonaden wie Cola & Co., ich will ja nicht behaupten, dass alles was vegan ist, automatisch gesund ist) erhöht das Risiko bei Kindern, an Asthma zu erkranken bzw. Probleme mit den Atemwegen zu bekommen. Der Verzehr von Gemüse und Früchten reduziert dies. Schon acht Wochen ohne Ei und Milchprodukte kann die Lungenfunktion von asthmatischen Kindern verbessern. Nach dem Stillen verliert die kindliche Thymusdrüse die Fähigkeit, Calcium aus Milch zu assimilieren. Daher ab jetzt kein tierisches Eiweiß, zu dem ja strenggenommen auch unsere Muttermilch zählt, mehr geben.

Du kannst das Risiko an Präeklampsie (Bluthochdruck in der Schwangerschaft) zu erkranken deutlich senken, wenn nicht sogar ausschließen, wenn du dich rein pflanzlich ernährst. Probleme mit Bluthochdruck und Schwangerschaftsdiabetes gibt es in der veganen Schwangerschaft deutlich seltener als bei Schwangeren, die sich anders ernähren.

Vegane vs. Omnivore Kinder

Hier möchte ich noch einen kleinen Entwicklungsvergleich anstellen. Vegane Kinder sind meist etwas *schlanker und kleiner* als Omnivore. Bis zum 10. Lebensjahr liegen sie gleich auf mit sich omnivor ernährenden Kindern. Hier möchte ich noch dazu sagen, dass wir in der westlichen Welt fast alle übergewichtig sind (auch Kinder), da wir uns nicht mehr unserer Natur entsprechend (Industriekost, Gekochtes) ernähren. Ich persönlich sehe es nicht als Nachteil, wenn Kinder etwas leichter sind, solange sie sonst gesund und glücklich sind. Besprich deine Sorgen und Ängste diesbezüglich bitte mit eurem Kinderarzt.
Der *IQ* soll bei kleinen Pflanzenfressern oftmals *höher* liegen.

Fun Facts

Ob dieser Punkt ein Vor- oder Nachteil ist, obliegt deinem Wunsch. Aufgrund dessen, dass vegane Frauen in der Schwangerschaft nicht der Hormonbelastung von Milchprodukten ausgesetzt sind, bringen sie fünf Mal weniger häufig Zwillinge auf die Welt als Vegetarierinnen. Da *Mehrlingsschwangerschaften* mit mehr Risiken verbunden sind, ist dies ein weiterer Punkt der dafür spricht, Milchprodukte während der Schwangerschaft bzw. auch schon davor wegzulassen.

Bei Verzicht auf tierische Nahrungsmittel verschiebt sich das Einsetzen der *ersten Periode* bei jungen Mädchen. Dadurch kommt es weniger häufig zu Teenagerschwangerschaften.

DIE GESUNDE MAMA

Da du ja als Mama nicht die ganze Zeit nur schwanger und stillend rumläufst, möchte ich der gesunden Mama auch außerhalb von Schwangerschaft & Co. ein Kapitel widmen.

Die Basics

Nachstehend gebe ich dir einen kurzen Überblick darüber, was zu einer gesunden, ausgewogenen pflanzlichen Ernährung alles dazugehört. Im Internet, z.B. auf der Website von PETA, findest du eine übersichtlich gestaltete Ernährungspyramide, wenn du es dir nochmal auf einen Blick ansehen möchtest.

- Die Basis deiner Ernährung stellt viel Flüssigkeit, am besten in Form von (sauberem) Wasser dar, gefolgt von Gemüse und Obst.
- Stärkehaltige Nahrungsmittel wie Vollkorngetreide oder Kartoffeln gehören ebenfalls zu deiner täglichen Ernährung, so wie auch Hülsenfrüchte.
- Nüsse sind ebenfalls regelmäßiger Bestandteil deines Speiseplans. Auch ein Vitamin-B12-Präparat ist zur kontinuierlichen Einnahme vorgesehen bzw. empfohlen.
- Etwas sparsamer kannst du mit Ölen und Fetten umgehen.
- Am besten streichst du Alkohol, Industriezucker und Frittiertes bzw. Fastfood ganz aus deinem Speiseplan oder gönnst es deinem Gaumen bewusst und selten.
- Eine aktive Lebensführung und viel Bewegung an der frischen Luft runden einen gesunden Lebensstil ab.

Wichtig ist immer, dass du genügend Nährstoffe aufnimmst – und das betrifft alle Ernährungsformen. Wenn ein gesunder Mensch 5-10% tierisches Protein in seine Ernährung, die ansonsten voll von grünen Pflanzen, fettarm, zuckerfrei und ohne Sucht- u. Schadstoffe ist, einbaut, ist das die gesündere Variante als ein sich von hauptsächlich Kuchen und Eiscreme ernährender Veganer. Fest steht: umso mehr gesunde Pflanzen und umso weniger "Schrott", desto besser. Mit dieser Ernährung kannst du das Risiko für Bluthochdruck und Herz-Kreislauf-Krankheiten signifikant senken. Auch jenes, an Diabetes zu erkranken oder ein Zuviel an Körpergewicht mit dir rumzuschleppen. Natürlich unter der Voraussetzung, dass du dich möglichst biologisch und vollwertig ernährst, also nicht hauptsächlich von veganer Lasagne und Sojaeis lebst, sondern dir dies ab und an mal einverleibst. Die Deutsche Gesellschaft für Ernährung (DGE) ist zwar noch nicht so weit, dass sie diese Ernährungsform ausdrücklich empfiehlt, dennoch scheint es unter der Prämisse der Aufnahme einer zuverlässigen Vitamin-B12-Quelle auch von dieser Seite nun in allen Lebenslagen zumindest als möglich beurteilt zu werden.

Um dir noch etwas Druck rauszunehmen sei an dieser Stelle erwähnt, dass in die empfohlenen Aufnahmemengen Sicherheitszuschläge mit eingerechnet sind, sodass wir auch mit "nur" 80% der Nährstoffe wohl auch gut leben können. Doch um auf Nummer Sicher zu gehen, halte ich mich an die offiziellen Empfehlungen.

Superfoods

Zu den Basics möchte ich gerne noch etwas ergänzen – Superfoods. Du möchtest nicht dein ganzes Gehalt dafür ausgeben? Warum solltest du auch (kannst du aber natürlich, wenn du magst)? Das beste Superfood kostet nichts bzw. fast nichts. Hier meine Favoriten, wobei Gräser und Wildkräuter sogar regional, saisonal und praktisch gratis zu bekommen sind.

Sprossen

Diese wahren Nährstoffbomben kannst du dir mega-günstig aus Getreide-, Samen- und Hülsenfrüchtekörnern selbst ziehen. Nie wieder hat die Pflanze so viele Nährstoffe wie beim Keimprozess, während gleichzeitig Stoffe, die die Nährstoffaufnahme hemmen, abgebaut werden. Super leckere Rezepte und weitere Infos findest du z.B. auch in den Büchern von der wunderbaren Sprossentante Angelika Fürstler, deren Herz für das frisch Wachsende schlägt.

Süßgräser

Diese können die meisten Nährstoffe aus dem Boden ziehen (natürlich abhängig davon, was der Boden herzugeben vermag), mehr als andere Pflanzen. Somit haben wir hier ein echtes und kostenloses Superfood! Neben den Nährstoffen sind sie zudem auch sehr chlorophyllhaltig. Chlorophyll unterstützt die Blutbildung, was wiederum vor allem nach der Geburt hilfreich sein kann und deinem Körper außerdem bei der Entgiftung hilft. Allen voran möchte ich dir Gerstengras vorstellen, welches der japanische Wissenschaftler Dr. Hagiwara mit tollen Ergebnissen jahrelang erforscht hat. Es ist extrem nährstoff- u. enzymreich. Mit einem Schnapsglas voll purem, frisch entsaftetem Gras tust du dir etwas außerordentlich Gutes (notfalls kannst du auch Graspulver lutschen oder deinem Smoothie / Saft / Wasser hinzufügen) und füllst deine Nährstoffspeicher auf. Mit Gras kannst du nicht so wahnsinnig viel falsch machen, es sollte natürlich nicht gespritzt sein, auch nicht bei einem chemisch behandelten Feld wachsen und auch nicht mit Schneckenkorn und Ähnlichem belastet sein. Du kannst es dir aus Getreidekörnern wie eben Gerste, Dinkel, usw. auch selbst ziehen. Gluten ist hier übrigens weitestgehend abgebaut, das gilt auch für Sprossen.

Wildkräuter

Hier kommt die nächste kostenlose Superfood-Gruppe. Besuche eine Wildkräuterführung in deiner Nähe und lass dich auf das Thema ein. Es lohnt sich! Bis dahin kannst du ja schon mal mit Löwenzahn & Gänseblümchen anfangen. Achte beim Sammeln bitte darauf, dass du an nicht zu stark frequentierten Wegen (Hunde) oder bei gespritzten Feldern suchst. Sollte dir gar kein geeigneter Ort einfallen, der deinen Hygieneanforderungen entspricht, kannst du auch mal Baumblätter oder Strauchblätter, wie jene von der Linde oder von Brombeersträuchern ausprobieren, doch auch in dieser Kategorie gibt es – wie bei den Wildkräutern – Giftige. Bitte nur zugreifen, wenn du dir absolut sicher bist, dass die Blätter & Kräuter auch essbar sind. Hierzu kann ich dir den YouTube-Kanal von Silke Leopold sehr ans Herz legen. Sie ist die Spezialisting, wenn es um Grünzeug aller Art geht.

Algen

Diese sehr nährstoffreiche Nahrungsmittelgruppe möchte ich dir nicht vorenthalten. Meine Favoriten sind Spirulina & Chlorella (Mikroalgen), wobei Spirulina auch zu den Bakterien zählt. Beide nehme ich phasenweise täglich zu mir – morgens Chlorella, mittags Spirulina. Mit diesem Doppelpack fülle ich meine Nährstoffspeicher auf und unterstütze meinen Körper bei der Entgiftung. Zudem liefern viele Algen das sonst eher schwierig zu bekommende Iod (enthalten z.B. in Nori, Dulse, Wakame). Diese Gruppe ist so vielseitig, es gibt sogar eine Kalziumalge (lithothamnium calcareum) und vieles mehr.

Bekannte Superfoods

Ab und an kannst du deine Ernährung auch mit "offiziellen" Superfoods wie z.B. Baobab, Matcha, Moringa, Acai-Beeren uvm. pimpen. Einige davon sind etwas hochpreisiger und deren regelmäßiger Konsum bei entsprechender Ernährung auch nicht notwendig, doch wenn du dir mal zusätzlich Gutes tun willst, spricht nichts dagegen.

Kritische Nährstoffe

Dazu zählen:

- Eisen
- Zink
- Vitamin B2
- Protein

Die nachfolgenden Nährstoffe gelten ebenfalls in der veganen Ernährung als kritisch, wobei hier teilweise Omnivore gleichermaßen betroffen sind

- Calcium
- Omega-3-Fettsäuren
- Iod
- Vitamin B12

Vegan Lebende beschäftigen sich in der Regel ausführlicher mit Ernährung und sind mit den meisten Nährstoffen auch gut versorgt. Ein Proteinmangel kommt sehr selten vor und wird meist von einer generell zu geringen Zufuhr an Nahrungsmenge verursacht.

Angelehnt an den Überblick über die kritischen Nährstoffe in der veganen Ernährung der "Albert-Schweizer-Stiftung für unsere Mitwelt", habe ich auf nachstehender Tabelle zusammengefasst welche das sind, welche Funktionen sie unter anderem erfüllen und in welchen Lebensmitteln sie zu finden sind. Bei den B12-Quellen achte bitte darauf, dass sie in bioverfügbarer Form vorliegen, sodass der Körper auch etwas damit anfangen kann. Noch genauer findest du diese Nährstoffe im Schwangerschafts-Teil.

Nährstoff	**Funktionen (Beispiele)**	**Enthalten z.B. in**
Eisen	Blutbildung, Immunabwehr	Kürbiskerne, Grünes Gemüse, Hirse
Calcium	Zähne und Knochen	Brokkoli, Sesam, Carob
Iod	Schilddrüse	Nori-Algen, Champignons
Zink	Zellwachstum, Wundheilung, Stoffwechsel	Hirse, Hafer
Protein	Gewebewachstum	Hülsenfrüchte, Nüsse
Omega 3	Herz-Kreislauf-System	Walnüsse, Leinöl, Algenöl
Vitamin D	Immunsystem, Calciumaufnahme	Sonne, Champignons, Lichen
Vitamin B2	Immunsystem, Stoffwechsel	Mandeln, Vollkornprodukte
Vitamin B12	Nervensystem & Blutbildung	Ev. Chlorella, Quinoakeimlinge

Kritische Nährstoffe Veganer

Anmerkung zu Chlorella und Quinoakeimlingen: Diese sind potenzielle, keine sicheren Quellen. Daher habe ich sie als eventuelle Quellen aufgelistet. Näheres dazu im Kapitel über Vitamin B12.

Kontrovers Diskutiertes & Nährstoffräuber

Hier möchte ich auf Nahrungsmittel bzw. -Gruppen eingehen, die weder du, noch dein Kind brauch(s)t, sondern die euch sogar noch schaden können, sowie auf viel und kontrovers diskutierte Lebensmittel.

Gluten

Ich möchte dich auffordern, den Gesundheitswert von glutenhaltigen Getreiden, insbesondere Weizen, zu hinterfragen. Es ist auch in Dinkel, Gerste, Roggen, Einkorn, Emmer enthalten, wobei die beiden Letzteren aufgrund ihrer Ursprünglichkeit das kleinste Übel darstellen. Das "Kleber-Eiweiß" verklebt und verschleimt, ähnlich wie das Kasein in der Milch, unter anderem den Darm (der Dünndarm kann angegriffen werden) und erschwert so die Nährstoffaufnahme, wodurch Mangelerscheinungen begünstigt werden. Die Darmzotten sind nicht frei und wir essen viel mehr, als wir bräuchten (da wir ja noch immer nicht die benötigten Nährstoffe aufgenommen haben). Auf diese Weise nehmen wir im Schnitt 400kcal pro Tag mehr an Energie zu uns, wenn wir "auf Gluten" sind, welches auch hohes Suchtpotenzial birgt. Eine Unverträglichkeit wird oft nicht erkannt. Symptome können sich als Müdigkeit, Abgeschlagenheit, Migräne, Konzentrationsstörungen, Durchfall, Hyperaktivität, Blähungen oder Hautprobleme in Erscheinung treten. Ein weiteres Problem ist die sprichwörtliche "Verkleisterung". Das Denken ist nicht so klar, was speziell für Kinder aufgrund der Gehirnentwicklung bedenklich ist. Nicht umsonst gibt es die Redewendung "Dumm wie Brot". Auch kann der Konsum von Gluten den Heißhunger auf Zucker triggern, was ich auch von mir persönlich kenne. Viele scheinen glutensensibel zu sein, jedoch wird nur Allergikern mit Testergebnissen (Zöliakie) davon abgeraten, diese Nahrungsmittel zu essen.

Weizen, der zugunsten des Ertragsreichtums vollkommen überzüchtet und somit von seiner ursprünglichen und natürlichen Form (heute bekannt als obrig erwähnter Einkorn) sehr abgewandelt wurde, ist gehirngängig und kann Probleme wie Konzentrationsstörungen, Alzheimer, uvm. verursachen. Weiters weist er einen höheren glykämischen Index auf als Industriezucker, was suboptimal für die Bauchspeicheldrüse ist. Glutenfreie Getreide sind Mais, Reis und – besonders empfehlenswert aufgrund des darin enthaltenen Eisens – Hirse. Weitere Pseudogetreide wie Quinoa, Amarant (leider beide ökologisch problematisch) und Buchweizen werden ebenfalls der glutenfreien Kategorie zugeordnet. An dieser Stelle sei noch angemerkt, dass auch der ebenfalls überzüchtete Mais nicht mehr das ist, was er mal ursprünglich war. Hafer wird grundsätzlich gerne zu den glutenhaltigen Getreidearten gezählt (oft wird er auch nur am gleichen Ort hergestellt bzw. verarbeitet wie glutenhaltige Getreide und könnte deshalb kontaminiert sein). Es scheint keine ganz klare Antwort darauf zu geben, ob er per se Gluten enthält oder nicht. Aufgrund seines Nährstoffprofils (es gibt auch dezidiert glutenfreien Hafer zu kaufen, der als solcher gekennzeichnet ist), würde ich ihn jedoch, wenn er gut vertragen wird, noch am ehesten empfehlen. Wenn du glutenfreie Produkte kaufst, achte bitte auf die Packungsrückseite. Oft wird hier wieder Weißmehl verwendet und Zucker ist ebenfalls ein beliebter Zusatzstoff, was mich gleich zum nächsten Punkt führt.

Zucker

Wenn wir Zucker essen, wird super viel Dopamin (Glückshormon) ausgeschüttet, unser Belohnungszentrum im Gehirn aktiviert, was dazu führt, dass wir immer mehr Zucker wollen. Dessen Konsum fördert zudem Candida (Überbesiedelung von Pilzen), Hyperaktivität und ist ein wahrer Nährstoffräuber (vor allem Vitamin B1, ohne dem kein Stoffwechsel funktionieren kann), was gerade für ein noch in jeder Hinsicht wachsendes Wesen und auch für alle anderen nicht förderlich ist. Isolierter (also von seiner Pflanze wie dem Zuckerrohr abgetrennter) Zucker wirkt säurebildend und zieht für seine Verstoffwechselung Mineralien und basische Vitamine aus Mineralstoffdepots wie Zähnen und Knochen. Dir und deinem Kind stehen folgende Alternativen zur Verfügung:

- Obst wie Äpfel und Bananen
- Gelegentlich Trockenfrüchte wie Datteln, Achtung bei Kariesneigung (das gilt nur für getrocknete, nicht für frische Datteln)
- Apfeldicksaft
- Xylit (Birkenzucker) beeinflusst den Blutzuckerspiegel kaum und wirkt

sogar gegen Karies (siehe weiter unten). Etwas Zurückhaltung ist allerdings bei Neigung zu Durchfall oder zu weichem Stuhl geboten.

- Stevia – hier bitte auf gute Bioqualität achten und am besten Steviablätter verwenden

- Erythrit (Erithriol). Das ist vergorene Glucose, hat keine Kalorien, somit keinen glykämischen Index und verlässt den Körper über den Harn unverändert. "Eryfly" wird seit 1990 in Japan verwendet und wirkt antioxidativ. Im Drogeriemarkt findet sich Erythrit auch bei uns.

Ahornsirup und Kokosblütenzucker (oder -Sirup) könnt ihr zur Abwechslung schon mal verwenden, doch sind dies isolierte Zucker und deren gesundheitlicher Wert mehr als fragwürdig. Beim Kokosblütensüßprodukt steigt der Blutzuckerspiegel nicht so rasant an bzw. bleibt nicht so lange erhöht wie jener nach Haushaltszuckergenuss, somit ein Pluspunkt betreffend Heißhungerattacken, die wir ja auch bei unseren kleinen Süßschnäbeln nicht fördern wollen. Einen niedrigen glykämischen Index weist auch Agavendicksaft auf, der jedoch aufgrund des hohen Fructoseanteils (isolierte (!) Fructose wird von vielen nicht gut vertragen und fördert Übergewicht) wieder problematisch ist. Allen Alternativen ist jedoch gemein, dass sie vergleichsweise noch etwas mehr Mineralstoffe mitliefern als der höchst verarbeitete Industriezucker.

Stärkehaltige Getreidemilchsorten wie Hafer, Reis, Dinkel usw. dürft ihr gerne vermeiden bzw. deren Konsum geringhalten. In einem Liter Reismilch z.B. können praktisch 12TL Zucker enthalten sein. Auf den Packungen steht drauf, dass die Süße vom Fermentationsprozess kommt, bzw. kann man auch bei den Nährstoffangaben bei den Kohlenhydraten unter "davon Zucker" nachlesen, wie viel davon enthalten ist. Für den Fermentationsprozess werden Enzyme verwendet, die Stärke in einzelne Glucose-Moleküle aufspalten, was dann im Körper als Zucker verstoffwechselt wird. Bei Soja- oder Mandelmilch ist dies nicht der Fall, da man hier diese Enzyme nicht verwenden kann. Generell ist es sowieso immer besser, die "Milch" möglichst selbst herzustellen (siehe Rezeptteil), bzw. hier abzuwechseln, falls du die fertigen Pflanzendrinks mit Zugabe von Calcium als Calcium-Quelle nutzt (wobei du die "Calciumalge" auch selbst hinzufügen kannst).

Wenn du dich zu den besonders Zucker-Lustigen zählst, lohnt es sich, mehr Liebe, allen voran Selbstliebe, an den Tag zu legen. Sei auch mutig und trau dich, deine Gefühle zu fühlen (das gilt später auch für dein Kind). Zu diesen zählen zunächst Freude, Wut, Trauer, Angst und Scham. Werden diese nicht gefühlt, manifestieren sie sich als Emotionen, die nach den verschiedensten Kompensationsmechanismen, darunter besonders beliebt Zuckerfressanfälle, verlangen.

Fluorid

Flourid bindet Calcium, worauf im Körper der Calciumspiegel sinkt. Weiße Flecken auf den Zähnen (Dentalfluorose) sind ein Zeichen für zu viel Fluor im Körper. Es härtet die Zähne, verursacht jedoch Schilddrüsenunterfunktion, Krebs, belastet Leber und Nieren, reduziert die Gehirnleistung und beschleunigt die Zellalterung. Du findest es in Wasser, Grün- u. Schwarztee, Salz, auch in Medikamenten, Zahnversiegelungen (sprich es ruhig beim Zahnarzt bei der nächsten Mundhygiene an), oder Zahnpasten. In natürlicher Form kommt es vor in Algen, Johannisbeersaft, Salat, Champignons, Kohl, Spinat, Brokkoli und Möhren (bodenabhängig). Damit will ich nicht sagen, dass du diese Nahrungsmittel nicht mehr essen sollst, denn die darin enthaltenen geringen Mengen bzw. Spuren braucht unser Körper. Ich sehe lediglich die Ergänzung von isoliertem Flourid in höheren Mengen als kritisch. Wenn 6-8jährige dieses Element supplementieren, erhöhen sie das Risiko, an Knochenkrebs zu erkranken, da sich jetzt die Knochen rasch entwickeln.

Wenn ansonsten Zahnprobleme vorliegen, kann man z.B. auch an die Psychosomatik (wie bei praktisch allen Beschwerden, wenn man dafür offen ist) gehen und sich ansehen, für welches Thema der jeweils problematische Zahn steht (oder der jeweilige Meridian). Auch das gilt grundsätzlich für Kinder und Erwachsene.

Soja

Wenn man die Nährwerte mit der Kuhmilch vergleicht, steht ihr die Sojamilch um nichts nach. Zudem beinhaltet sie keine negativen Begleitstoffe, wie sie in der Kuhmilch vorkommen. Am besten du wählst ein Bioprodukt, das mit der calciumreichen Rotalge Lithothamnium calcareum angereichert ist, dann hast du gleich mehrere Vorteile in Einem. Ansonsten ist bei den Pflanzendrinks immer darauf zu achten, dass nur das Basisprodukt und vielleicht noch etwas Salz und Wasser drin ist. Sonst nichts.

Tofu ist eine reichhaltige Eiweißquelle, durchaus vergleichbar mit Fleisch. Wenn du ein Mädchen hast, das schon früh regelmäßig mit Sojaprodukten versorgt wird und es auch weiterhin Soja zu sich nimmt, soll dies das Risiko vermindern, später an Brustkrebs zu erkranken. Achte auf Bioqualität und möglichst heimische Sojaquellen, wenn du genmanipulierte Produkte vermeiden möchtest und bevorzuge fermentierte Varianten wie Tempeh, Miso oder Sojasauce (Letztere bitte nur zum Würzen!), da diese besser vertragen werden und hier die Antinährstoffe bereits abgebaut sind. Diese Produkte weisen zusätzlich Eigenschaften auf, die sich positiv auf unsere Darmgesundheit auswirken. Die Negativschlagzeilen beziehen sich hauptsächlich auf unfermentierte Sojaprodukte. Es gibt Studien, die Soja verteufeln aufgrund der Phytoöstrogene und bringen den Konsum in Zusammenhang mit vielen Problemen wie Verweiblichung bei Männern, Mangelentwicklung bei Kindern, Schilddrüsenproblemen, usw. Die meisten dieser Studien wurden jedoch an Tieren oder in vitro, also beides nicht am lebenden Menschen, durchgeführt. Studien und Beobachtungen am humanen Körper ergaben aus wissenschaftlicher Sicht keine Gefahr, doch wie immer macht die Dosis das Gift.

Wenn du unsicher bist, achte einfach auf eure Reaktionen auf Sojakonsum. Viele Menschen bekommen Blähungen davon. Das ist generell ein Thema beim Verzehr von Hülsenfrüchten, an die man sich langsam und in steigender Menge gewöhnen darf. Sollte jedoch dieses "Training" bei besagten Sojaprodukten versagen, kannst du ja beobachten, wie es dir damit geht, sie wegzulassen. In der Alternativmedizin wurde schon bei einigen Menschen festgestellt, dass ihnen Sojaprodukte nicht guttun und sie etwa ihren Hormonhaushalt nicht begünstigen und zu Verdauungs- oder Hautproblemen führen können. Das ist sehr individuell und kann so nicht auf die Masse ausgelegt werden. Viele wiederum scheinen Soja gut zu vertragen. An dieser Stelle möchte ich noch kurz darauf hinweisen, dass viele Sojaprodukte stark verarbeitet sind – vor allem jene, die Fleisch imitieren sollen und deren gesundheitlicher Wert aufgrund dessen sehr fraglich ist.

Mein Fazit dazu: Wenn du viele Sojaprodukte isst und das Gefühl hast, mit deiner Ernährung stimmt etwas nicht, kannst du sie natürlich weglassen und beobachten, bzw. auf fermentierte Varianten zurückgreifen.

Speisesalz

Unserem Speisesalz wird alles entzogen, was der Gesundheit dienlich sein könnte. Es wird stark verarbeitet, mit Rieselhilfe (hier kommen noch chemische Zusatzstoffe zum Einsatz) ist es noch weniger empfehlenswert und es wird außerdem vielen Quellen zufolge als Industriemüll bezeichnet, was dessen Verzehr noch bedenklicher macht. Alternativen: Stein-, od. Himalayasalz. Auch ayurvedisches schwarzes Salz (Kala Namak – dient auch als Ei-Ersatz aufgrund des schwefeligen Geschmacks), Hefeflocken (ohnehin guter Vitamin-B-Lieferant), Dulseflocken, Kräuter oder (glutenfreie) Sojasauce.

Bevor wir uns dem Mama-Thema intensiv zuwenden, möchte ich dich noch dazu aufrufen, immer gut auf deinen Körper zu hören und dich (weiterhin) mit Ernährung zu beschäftigen (vor allem, wenn du vielleicht unter einer speziellen Erkrankung leidest). Laut meinem Wissensstand ist die vegane Ernährung immer geeignet – insbesondere, wenn du auf ausgewogene Ernährung achtest und auch regelmäßig Grün wie Sprossen, Gräser, Wildkräuter, (Mikro-)Algen in deine Ernährung mit einbaust. Sie kann laut China Study und einer wachsenden Anzahl an wissenschaftlichen Quellen vielen Krankheiten als Vorbeugung dienen und sogar zum Heilungsprozess vieler gesundheitlicher Probleme beitragen.

BEVOR DU MAMA WIRST

Optimalerweise setzt du dich jetzt schon mit deiner Gesundheit, deinem Körper und dem ganzen Baby-Thema auseinander. So kannst du dich auf die Schwangerschaft und die Zeit danach vorbereiten.

Entgiftung & gesunder Darm

Bevor ich in dieses Kapitel einsteige, möchte ich noch erwähnen, dass es immer von Vorteil ist, deinen Körper zu entlasten und zu entgiften. So ist dieser Teil auch für dich relevant, wenn du nicht gerade planst, in absehbarer Zeit schwanger zu werden bzw. du diese Phase möglicherweise schon hinter dir hast. Es gibt jedoch auch Ausnahmen, wann du nicht entgiften solltest – wenn du gerade schwanger bist oder stillst! Dies soll auch nur als Anregung dienen, die Welt des Fasten und Entgiftens wurde bereits in vielen anderen Büchern ausreichend behandelt.

Dieses Thema ist natürlich auch keine Voraussetzung zum Schwangerwerden. Solltet ihr jedoch schon lange erfolglos darauf hinarbeiten (selbst, wenn nicht), dann kannst du in dich hineinfühlen, ob dies eine stimmige Unterstützung bzw. Vorbereitung für dich ist. Und das nicht unmittelbar vor der geplanten Schwangerschaft, sondern am besten eine Zeit lang davor, damit du nicht riskierst, dass eventuelle bei der Entgiftung gelöste Schadstoffe zum Baby wandern.

Platz machen für Neues: das schafft die beste Voraussetzung für dein Baby. Eine Darmsanierung bzw. ein gereinigter Körper vor der Empfängnis ist hilfreich. Auch mehr unverarbeitete Nahrungsmittel, bio, roh, usw., sowie die ein oder andere Form von Fasten können hier gute Dienste leisten. Du entgiftest quasi in der Schwangerschaft, indem du einen Teil deiner Gifte an das Baby abgibst. Das Erstgeborene bekommt davon am meisten ab, die eventuellen Geschwister immer weniger. Somit könntest du die Schadstoffbelastung deines Babys schon vorab enorm senken. Wenn du und dein Partner höhere Mengen von Schwermetallen wie Blei und Cadmium aufgenommen habt, kann es auch länger dauern, bis sich ein Baby bei dir einnistet. Woher kommen Schwermetalle? Zum Beispiel vom Verzehr von Fisch und Meeresfrüchten, auch Rind (umso älter, desto höher die Belastung). Solltest du etwas, oder auch mehr davon verzehrt haben, würde ich auf jeden Fall eine gute Chlorellaquelle beziehen und in den täglichen Ernährungsplan mit aufnehmen, um dich schrittweise davon zu befreien. Auch Homöopathie kann hier unterstützend wirken.

An dieser Stelle möchte ich noch kurz auf das *Fasten* eingehen. Ich bin großer Fan von Saftfasten, was du an einzelnen Tagen z.B. 1x/Woche oder alle zwei Wochen für einen Tag ausprobieren kannst. Als softe Einstiegsvariante würde ich dir jedoch das intermittierende Fasten empfehlen, wobei du eine tägliche Nahrungskarenz von mindestens 16 Stunden einhältst, also z.B. abends um 18 Uhr die letzte Mahlzeit zu dir nimmst und morgens um 10 Uhr das nächste Mal wieder etwas isst (ab 20 Uhr sollte gar nichts mehr gegessen werden – deinem Darm und deiner Körperreparaturaufgaben zuliebe). So sparst du Kalorien und wirst super mit Nährstoffen versorgt. Mein Saft z.B. besteht oft aus Möhre, Apfel, Ingwer & Kurkuma plus noch eine Gemüsesorte wie rote Beete oder Fenchel. Säfte werden in der Regel wunderbar vertragen, doch falls du Verdauungsprobleme bekommen solltest, dann spare zunächst mal mit Obst oder probiere nur Apfel in Kombi mit Gemüse aus.

Solltest du dir das (noch) nicht zutrauen, ersetze doch mal eine Mahlzeit durch einen Grünen Smoothie und beobachte, wie es dir damit geht. Bei Blähungen werden Wildkräuter und Gas(pulver) besser vertragen als Salat, Kohl & Co. Solltest du damit noch Probleme haben (auch falls nicht), wird es besser, wenn du deinen Rohkostanteil langsam steigerst – Schritt für Schritt. Vielleicht mal bis Mittag nur Rohes essen, nach ein paar Wochen steigern und vor allem gleichzeitig immer darauf achten, dass die Schadstoffe, die jetzt aus den Zellen rauskommen, auch ausgeschieden werden (und du deinen Körper nicht wieder rückvergiftest und dann unter Kopfschmerzen, Kreislaufproblemen und Co leiden musst).

Warum erwähne ich überhaupt die Rohkost? Sie ist lebendig, liefert und fördert pures Leben, ist voller Nährstoffe (ja, es gibt ein paar Ausnahmen, die gekocht besser aufgespaltet werden können) und liefert zudem Elektronen, die das

Redoxpotential in unserem Körper vermindern (das bedeutet weniger freie Radikale). Außerdem trägt sie zur Entgiftung bei. Dr. Dr. Probst empfiehlt 80% Rohkost. Das wäre ein Buch für sich (es gibt ja auch schon einige, du findest bei Interesse sicher Passendes) bezüglich Umstellung, zu vermeidende Fehler, usw. – hier möchte ich dich nur anregen, dich mit dem Thema zu beschäftigen.

Wie lockst du diese Giftstoffe jetzt aus deinem Körper raus? Dazu möchte ich dir ein paar Möglichkeiten aufzählen, die deren Ausscheidung fördern:

- Viel möglichst sauberes Wasser trinken
- Falls du fastest, am Ende des Fastentages einen Einlauf (plus ev. am nächsten Morgen) durchführen
- Bewegung, die dir Freude macht (am besten an der frischen Luft) und Schwitzen
- Trampolinhüpfen bzw. -Schwingen regt die Lymphe an
- Die Verdauung mit der Schote Cassia Fistula unterstützen (2-3x täglich 1-3 Plättchen aus dem Rohr lutschen, klein anfangen, herantasten, steigern)
- 2TL Flohsamenschalen und 1TL grüne Tonerde wie Zeolith mit Wasser vermischt trinken (kurweise)
- Basenbad oder Fußbad mit Natron

Dein Darm freut sich, wenn er mit Präbiotika gefüttert wird – enthalten zum Beispiel in selbstgemachtem (rohem) Sauerkraut oder Brottrunk (Rejuvelac). Bandwürmer rauben dein Vitamin B12. Sowieso wäre es supertoll, wenn du vor der Schwangerschaft schon deinen *Parasiten* (und die meisten von uns sind davon mehr befallen als wir denken) den Garaus machst. Wenn du ein Superplus mit Sternchen haben möchtest, kannst du deinen kompletten Körper mal vor einer Schwangerschaft generalüberholen und ihm Folgendes gönnen:

- Fasten & Entsäuern
- Parasitenkur
- Nährstoffspeicher auffüllen
- Eine Schwefelkur (elementarer bzw. anorganischer Schwefel) nach Dr. Dr. Probst, um das Darmmilieu nachhaltig positiv zu verändern

Ich habe diese Fleißaufgabe damals nicht gemacht, weil mein Bewusstsein für das ganze Detox-Thema eher gering bis nicht vorhanden war (ich wollte ja immer nur schlank sein, egal ob man bzw. der Darm dabei sauber wird oder nicht). Wenn mir jemand davon erzählt oder mir die Idee dazu gegeben hätte, wäre ich fasziniert gewesen und ich hätte es bestimmt ausprobiert. Dafür hole ich das ganze Reinigungsding jetzt langsam und schrittweise nach.

Ansonsten kannst du Einfaches in deinen Alltag integrieren wie etwa mehr Gemüse, Sprossen ziehen und verzehren, weniger Fastfood und Raffiniertes usw., den Tag mit Obst oder rohen Säften bzw. eben grünen Smoothies beginnen, dann hast du schon mal viel an Vitalstoffen erledigt, was aber deinen Körper nicht stark belastet.

Gute Voraussetzungen für eine Schwangerschaft

Die ersten 1000 Tage (von Befruchtung bis zum zweiten Geburtstag) sind ausschlaggebend für eine gesunde Zukunft deines Kindes. Die Stoffwechselentwicklung wird zu 20% genetisch beeinflusst, zu 80% durch Umwelteinflüsse. Somit macht es Sinn, sich Gedanken darüber zu machen, was man sich so einverleibt.

Medikamente, Alkohol und Drogen erhöhen den Vitamin-B12-Bedarf. Daher entweder auf entsprechende Zufuhr jetzt schon achten oder noch besser, schon langsam als Einstimmung reduzieren bzw. weglassen. Zu Alkohol und Drogen möchte ich noch anmerken, dass ein kleiner Bauchzwerg auch mit Entzugserscheinungen ganz schön zu kämpfen hat. Das sind sicher nicht die einzigen Gründe, die für einen Verzicht sprechen, sollten jedoch an dieser Stelle mal ausreichen.

Weiters könntest du schon jetzt für eine zureichende Versorgung mit Omega-3-Fettsäuren in Form von EPA / DHA sorgen. Vitamin A-Mangel kann bei euch beiden Probleme beim Schwangerwerden verursachen (auch wenn dieser Mangel selten vorkommt). Ein Iodmangel kann die Fruchtbarkeit beeinträchtigen. Achte also darauf, dich ausreichend mit diesem Mineralstoff zu versorgen. Folsäure ist auch vor allem am Anfang der Schwangerschaft, also zu einem Zeitpunkt, an dem du von deiner Schwangerschaft meist noch gar nichts weißt, wichtig. Mehr dazu im Schwangerschafts-Kapitel.

Erbgutschädigend wirken Elektrosmog, freie Radikale, Transfettsäuren, Light-Produkte und Schadstoffe, die in der Hypophyse gespeichert werden, da diese die Produktion von Sexualhormonen beeinträchtigen, die die Keimdrüsen stimulieren. Falls du vielleicht vor kurzem noch Fisch gegessen hast, lass doch mal deine Blutwerte auf Quecksilber (das übrigens auch in der Hypophyse gespeichert wird) checken, denn die zugelassenen Referenzwerte sind höher, als gut für vor allem dein Baby ist.

Gedanken zur Vorbereitung

Mir hätte es geholfen, wenn ich mir im Vorfeld überlegt hätte, was für eine Art von Mama ich sein will bzw. was mir wichtig ist, was ich mir vorstelle, usw. So bin ich einerseits ganz locker in meine neue Rolle geschlüpft, doch war immer wieder auch mal Chaos in mir (was sich sowieso nicht gänzlich vermeiden lässt), weil ich oft nicht so den Fahrplan hatte. Außerdem habe ich vieles gar nicht hinterfragt und hätte, wenn ich das von vorn herein getan hätte, alles viel bewusster und mehr "bei mir erleben können.

Natürlich kannst du nicht alles planen, vieles kommt sowieso anders als wir denken, wie immer gibt es kein Richtig oder Falsch und diesen Fahrplan kann man in Wahrheit sowieso nicht erstellen. Aber wenn du dir deiner Einstellungen bewusst bist und weißt, was du für dich und dein Kind willst bzw. was dir wichtig ist, kannst du klarer und gefasster an die ganze Sache herangehen. Diese Klarheit spürt auch dein Kind.

Wenn du schwanger bist, kann es schon mal vorkommen, dass deine Laune kippt oder du einfach mit dir beschäftigt bist. Vielleicht magst du dir schon im Vorfeld darüber Gedanken machen, wie du den typischen, vielleicht lästigen Fragen, die auf dich als vegane Mama zukommen, begegnen willst. Z.B.: Wo nimmst du denn das Protein, das Eisen, etc. her? Ist das nicht schlecht für dich und dein Kind? Da wird es doch schlimme Mängel bekommen oder gar nicht wachsen? Dann bist du schon mal vorbereitet (spätestens nach dem Lesen dieses Buches) und brauchst dich darüber nicht ärgern oder gar verunsichern lassen. Sollte dir jemand bezüglich deiner veganen Ernährung rund um Mama und Kind in negativer Art und Weise begegnen, ist es wichtig, dass du selbst davon überzeugt bist und eine gute Portion heitere Gelassenheit mitbringst.

Weitere Themen oder Entscheidungen, womit du dich jetzt schon vorbereitend oder zu Beginn der Schwangerschaft auseinandersetzen könntest, sind Folgende:

- Welcher Gynäkologe wird dich begleiten, welche Kaiserschnitt-Rate hat er und wie ist er diesbezüglich eingestellt?
- Möchtest du eine Hebamme in Anspruch nehmen?
- Möchtest du eine Zusatzversicherung abschließen? Die meisten Anbieter übernehmen neun Monate ab Vertragsabschluss keine Kosten, die in Zusammenhang mit einer Schwangerschaft stehen.
- Gedanken zu Partnerschaft und Einbezug des Vaters
- Am besten freundest du dich jetzt schon mit dem Gedanken an, in der Schwangerschaft keinen Alkohol zu trinken.
- Dass Rauchen während der Schwangerschaft dem Kind schadet (ich war als Kind einer Raucherin eine "Mangelgeburt"), wird für dich keine Überraschung sein. Solltest du damit aufhören wollen, dann wäre es auch von Vorteil, dies schon eine Weile vor der Schwangerschaft zu tun, damit das Baby keine Entzugserscheinungen abbekommt (das gilt auch für andere Drogen).
- Vielleicht nimmst du Medikamente, die nicht günstig für eine Schwangerschaft sind und besprichst das noch mit deinem Arzt.
- Etwaige Zusatzuntersuchungen: willst du wirklich wissen, mit welcher Wahrscheinlichkeit dein Kind eine Behinderung haben könnte (+ etwaige Konsequenzen)?
- Welches Karenzmodell bzw. welche Variante der Elternteilzeit möchtest du wählen? Inwieweit ist hier vielleicht der Papa beteiligt? Oder möchtest du dich mit anderen Müttern zur gegenseitigen Unterstützung vernetzen?
- Das mag dir jetzt ein bisschen früh vorkommen, doch in größeren Städten muss man sich bei Wunsch auf eine Entbindung im Krankenhaus bereits vor der 12. Schwangerschaftswoche anmelden. Vielleicht möchtest du vorab klären, wie die Anstalt zu Anliegen wie "rooming-in" (Baby schläft bei dir) oder Auspulsieren der Nabelschnur nach der Geburt, bevor sie durchtrennt wird, steht und das Baby gleich an die Brust kann, bevor es von fremden Menschen mitgenommen und saubergemacht wird oder sonstigen Wünschen, die dir am Herzen liegen? Soll dich jemand wie dein Partner, eine Freundin oder ein Familienmitglied begleiten?

An dieser Stelle möchte ich meine Erfahrungen und Gedanken teilen - zu und mit dem Kaiserschnitt...

... den man auch Sectio nennt: Mein Gynäkologe hat mich immer ermutigt, offen für eine PDA (Periduralanästhesie oder Epiduralanästhesie) zu sein, falls ich die Schmerzen bei der Geburt bzw. der Wehen nicht gut aushalte. Bei meiner ersten Geburt sind die Wehen von 0 auf ziemlich 100 gekommen. Ich dachte immer, man spürt da vielleicht mal ein stündliches Zwicken, das wird dann immer mehr und intensiver, auch bis zu sehr schmerzhaft (so realistisch war ich zumindest), man geht stundenlang spazieren und kann sich an den Schmerz gewöhnen. Meine Wehen kamen alle ein bis drei Minuten. Das konnte ich nicht so gut verarbeiten und erinnerte mich bei der Ankunft im Krankenhaus natürlich an die Worte meines Docs. Daher habe ich Schisshase auch gleich nach der PDA verlangt. Das war zwar recht gemütlich, doch habe ich nicht mehr richtig mitgeatmet, da ich ja die Schmerzen (betrachte die Wehen als deinen Freund kann ich da nur sagen – sagt sich leicht, hat aber durchaus seine Berechtigung) nicht mehr gespürt habe. Somit musste ich beatmet werden und mein Baby hat sich nicht gut ins Becken hineingedreht. Mir wurde immer versichert, dass die PDA damit nichts zu tun hätte. Mein Bauchgefühl sagt jedoch, dass das ganze Prozedere auf natürliche Art und Weise sicher besser und ohne PDA auch natürlich(er) möglich gewesen wäre. Jedenfalls haben wir unseren Kleinen (der bis dahin noch kein offizieller Bub war, da wir uns überraschen ließen) ein paar Stunden später herausgeschnitten. Zuerst war ich sehr traurig darüber, habe es dann jedoch schnell akzeptiert und war froh, dass wir beide gesund und wohlauf waren und sogar das Stillen auf Anhieb super geklappt hat. Die "Geburt" selbst fühlt sich übrigens sehr schräg an. Das Gewusel im Bauch habe ich irgendwie gespürt, doch es war nicht schmerzhaft, auch nicht unangenehm nach meinem persönlichen Empfinden.

Nach einem Kaiserschnitt darfst du lange nicht viel heben, Sport machen und der kindliche Darm kann nicht mit den bei einer natürlichen Geburt mithüpfenden Bakterien besiedelt werden. Es muss ein ziemlicher Schock für das Baby sein, wenn es mitten aus dem Geburtsprozess herausgerissen wird und sofort mit dem ganzen Körper an die vergleichsweise kalte Luft und das helle Licht kommt.

Im Großen und Ganzen ist bei mir alles gut verheilt, doch bin ich bis heute rund um die Narbe herum taub und kann Berührungen nicht gut fühlen.

Schon ein paar Wochen vor dem Geburtstermin von Baby Nr. 2, meiner Tochter, zeichnete sich ab, dass die Sectio-Narbe für eine zweite Geburt zu dünn sein könnte. Das Risiko: Gebärmutterwandriss, der lt. Gynäkologe für Mutter und Kind lebensbedrohlich sein kann. Wir haben lange zugewartet, die Narbe wurde immer dünner und so haben wir drei Wochen vor dem errechneten Termin einen geplanten Kaiserschnitt-Termin angesetzt (und das war gut so, denn bei der Geburt hat man dann gesehen, dass die Narbe nicht mehr lange gehalten hätte). Zu wissen, wann dein Baby auf die Welt kommt, ist schon irgendwie speziell. Da ich das Prozedere schon kannte, war ich relativ entspannt und somit machten sich die beiden Gynäkologen (beim Kaiserschnitt arbeiten sie zu zweit) ans Werk. Ein ziemliches Gemetzel, wie mein Mann berichtete, da sie scheinbar tiefer ans Werk gegangen sind, als beim ersten Mal. Kurz darauf kam unsere Tochter zur Welt. Soweit so gut.

Als ich wieder langsam mit Sport begann, bekam ich immer wieder das Gefühl, meine halbe Bauchdecke flöge mir entgegen, vor allem bei Umkehrpositionen wie der "Kerze" oder dem yoginischen "Flug" kam mir vor, dass im Unterbauch irgendwie was eingezwickt wäre. Mein Gynäkologe diagnostizierte Verwachsungen von den Operationen, was wohl normal wäre. Naja, taub bin ich immer noch, Bauchmuskeltraining fühlt sich weder gut, noch richtig an (ok, wann tut es das schon?), ich habe einen kleinen Hautlappen am Bauch, der immer noch ein bisschen weghängt (nein, das ist kein Stillspeckrest) und ich würde sagen, man unterschätzt den Eingriff gewaltig. Wenn ich faste, meine ich zu spüren, dass das Gewebe heilt und mir fliegt nichts entgegen bei Yoga und Co., soweit die gute Nachricht. Der Körper kann sich auch mehr selbst heilen, als wir ihm zutrauen, wenn wir ihn lassen. Immerhin hatte ich die Möglichkeit, meine Tochter bei mir im Zimmer zu haben (meine Bettnachbarin fragte mich, ob ich nicht Angst hätte das Baby, wenn ich schlafe, zu erdrücken? NEIN, hatte ich nicht, da wir Mamas mit einem Mutterinstinkt ausgestattet sind und uns so etwas in nüchternem Zustand normalerweise nicht passiert) und das Stillen hat auch hier wieder super geklappt, dafür bin ich sehr dankbar.

Wenn es irgendwie geht, würde ich es auf jeden Fall (länger) natürlich versuchen und wie erwähnt, die Sectio-Rate des Gynäkologen abklären oder mich schon im Vorfeld mit einer Hebamme zusammentun (was ich von Anfang an nicht gemacht habe). Die Natur hat alles gut eingerichtet, wir müssen nur wieder lernen, ihr und vor allem uns selbst zu vertrauen. Wir sind dafür gemacht, Kinder zu bekommen und das auf ganz natürliche Art und Weise. Selbst wenn ein Kindskopf zu groß für das schmale mütterliche Becken aussieht, kann man hier oft noch eine Spontangeburt durchführen, da der Kopf sich während des Geburtsprozesses verformt (zu diesem Zeitpunkt ist er noch sehr weich und formbar). Wehen und Schmerzen haben einen Sinn. Ihr verbindet euch miteinander und nehmt gemeinsam diese erste große Hürde. Du kannst so atmen, wie ihr es gerade braucht und spürst, was zu tun ist, wenn du deinem Instinkt folgst. Dein Baby kann sich außerdem langsam und besser darauf vorbereiten, rauszukommen und wird gleich mal in einer ersten Bakterienimpfung gebadet.

Natürlich gibt es Situationen, in denen eine Sectio notwendig ist und diese dankbar in Anspruch genommen werden kann, was jedoch öfter passiert, als unbedingt notwendig wäre.

BEVOR DEIN PARTNER PAPA WIRD

Da DU das Buch liest, werde ich deinen Partner auch mit "er" ansprechen, nicht mit "du". Falls auch du oder der geplante Papa für dein Kind schon länger ungewollt kinderlos geblieben seid, findest du hier ein paar Ideen zu Themen, bei denen er ansetzen kann, bzw. die du ihm vorschlagen (oder lesen lassen) kannst:

- Wenn sich Plastik von wo auch immer er es verwendet löst (z.B. durch den Einsatz chemischer Lösungsmittel) und es in den Körper kommt, kann dies zu Verweiblichung führen, was wiederum die Zeugungsfähigkeit stark beeinträchtigen kann.
- Alkohol, Zigaretten und jegliche Art von Drogen sind schlecht für Spermien.
- Das Handy könnte jenseits der Hoden platziert werden – also nicht immer in die Hosentasche stecken, denn von dort aus funkt die Strahlung sprichwörtlich in die Beweglichkeit und Funktionsfähigkeit der Spermien. Die Strahlungswerte sind noch höher, wenn Metall wie Schlüssel oder einen Zippverschluss in unmittelbarer Nähe untergebracht sind.
- Selen ist wichtig für die kleinen Schwimmer. Pflanzliche Nahrungsmittel aus Europa enthalten leider aufgrund der selenarmen Böden diesen Nährstoff nicht, daher müssen wir uns hier etwas weiter strecken und z.B. Paranüsse aus den USA / Südamerika holen. Schon 10 Stück pro Woche sollten den Bedarf decken (Schwankungen aufgrund verschiedener Böden vorbehalten).
- Ausreichende Versorgung mit Vitamin D ist wichtig für die männliche Fruchtbarkeit.
- 1000mg Vitamin C bzw. Ascorbinsäure-Supplementierung täglich für ein paar Wochen senkt nicht nur den Bleispiegel im Blut enorm, sondern wirkt sich bei ausbleibenden Erfolgen positiv auf die Zeugungsfähigkeit aus. Diese Menge kann übrigens auch ganz natürlich über drei gelbe Paprika erreicht werden
- Umso höher die Aufnahme von gesättigten Fettsäuren ausfällt, desto niedriger ist die Spermienanzahl beim Mann. Wir sprechen hier von einer Reduktion um bis zu 65%. Eine hohe Aufnahme von gesättigten Fettsäuren beeinträchtigt auch die Qualität der Spermien. Xenoöstrogene sind extrem lipophile Substanzen, die sich in fetten Nahrungsmitteln wie Fleisch und Milch akkumulieren. Lipophil bedeutet fettliebend und steht

für die Eigenschaft von Substanzen, die sich in Fett gut lösen können oder selbst aktiv die Fähigkeit besitzen, Fett zu lösen. Sie stehen in Verdacht, die Spermienqualität zu beeinträchtigen, während manche Obst- u. Gemüsesorten die Qualität verbessern.

- Wenn die Mutter deines geplanten Papas für deine Kinder schon mit ihm in ihrem Bauch gerne Rind gegessen hat, könnte sie damit auch bereits seine Zeugungsfähigkeit negativ beeinflusst haben.
- Für Fischesser eine kleine Anregung zum Thema Hormone bzw. Östrogen: Viele Frauen nehmen die Pille. Dadurch gelangt auch Östrogen über das Wasserklosett zum Teil weiter ins Meer, wo die Fische dies munter aufnehmen und wir Menschen wiederum über den Fisch. Das führt im Falle deines Partners dazu, dass die Qualität seiner schwimmenden Freunde vermindert werden kann.

VEGAN SCHWANGER

Jetzt geht's ans Eingemachte. In diesem Kapitel zeige ich dir, wie du als werdende Mama Pflanzenfresser mit deiner Ernährung deinen eigenen Nährstoffbedarf sowie den deines Bauchzwergs sicherstellen kannst. Vieles betrifft jedoch auch die Schwangerschaft allgemein und nicht nur Veganerinnen. So gehe ich zunächst noch auf ein paar Punkte ein, die für alle werdenden Mamas hilfreich, interessant und beachtenswert sein können.

Anzeichen dafür, dass du schwanger bist

Yipeeeeeh (manchmal auch: Hilfe), ich bin schwanger! So, oder so ähnlich fallen viele Erstreaktionen aus. In deinem Körper geht's jetzt ziemlich ab. Schon im ersten Monat wächst dein Baby enorm und zwar ab der Befruchtung bis zum Ende des Monats um das 10.000Fache! Das geht meist auch an dir nicht spurlos vorüber. Dies könnte sich wie folgt bemerkbar machen (keine Angst, meist treten nicht alle Symptome gleichzeitig auf):

- Die Periode bleibt aus
- Du wirst vielleicht etwas kurzatmig
- Du musst öfter aufs Klo
- Du verspürst ein Bauchziehen (ähnlich wie Regelschmerzen)
- Du hast vielleicht eine kleine Nidationsblutung (bei der Einnistung des Eies)
- Deine Brüste werden größer, der Brustwarzenvorhof größer und dunkler
- Der Vaginalausfluss vermehrt sich (transparent, geruch- u. schmerzlos)
- Deine Haare werden dichter und glänzender oder brüchig und dünn
- Deine Haut wird total klar und rein oder du bekommst Akne
- Chloasma (Pigmentflecken im Gesicht) kann und Sommersprossen können auftreten, auch vermehrt Leberflecken am ganzen Körper
- Du könntest empfindlich auf die Sonne reagieren
- Du fühlst dich häufiger müde und schlapp

- Du leidest unter Übelkeit, vielleicht auch Durchfall, Brechreiz oder alles zusammen
- Dein Gehirn läuft nicht gerade auf Hochtouren (Schwangerschaftsdemenz)
- Dir geistert viel im Kopf herum
- Du leidest unter Schlafentzug
- Mehr oder weniger eigenartige Gelüste überkommen dich
- Du nimmst Gerüche verstärkt wahr
- Du verspürst Schmerzen am Kreuzbein

Manche dieser Symptome haben ihre volle Daseinsberechtigung, da sie dich und dein Baby schützen bzw. unterstützen.

Wenn du Woche für Woche wissen willst, was sich genau in deinem Körper tut und wie sich dein Baby entwickelt, kannst du dies auf verschiedenen Websites im Internet verfolgen, z.B. www.babycenter.de.

Was gibt es in der Schwangerschaft zu beachten?

Grundsätzlich Folgendes:

Kühlschrankhygiene ist wichtig. Trenne am besten Tier- von Pflanzenkost, falls ihr z.B. Fleischfresser im Haus habt, bereitet Rohes auf glatten Arbeitsflächen zu und wie angedeutet am besten auf jeweils extra Arbeitsflächen. Vermeide Kontakt mit unbehandeltem Dünger, da hier Pathogene drin stecken können, wasche häufiger deine Hände (WC, Kochen, Windeln wechseln, Tierkontakt,...) und tausche regelmäßig Schwämme, Küchenbürsten & Co aus.

Weiters möchte ich kurz ein paar Gedanken zum Thema Ultraschall mit dir teilen: Natürlich ist es wunderschön, das Baby am Bildschirm live zu sehen und ist auch Bestandteil der vorgeschriebenen MutterKindPass-Untersuchungen. Ich persönlich konnte es immer kaum erwarten und hätte am liebsten selbst ein Ultraschallgerät zu Hause gehabt (zumal ich davor eine Fehlgeburt hatte), um zu sehen, ob es meinem Bauchzwerg auch gut geht.

Damals wusste ich nicht, dass ein Ultraschallgerät eine Lautstärke von bis zu 100 Dezibel erreicht. Dies nimmt dein Baby ähnlich wahr, wie wir das Geräusch einer fahrenden U-Bahn. Die Auswirkungen sind noch nicht ausreichend erforscht, mein Gynäkologe versicherte mir immer, dass Baby-TV keinerlei negative Auswirkungen hätte. Vielleicht möchtest du es auf ein Minimum beschränken.

Gut zu wissen

Plazenta

Liebe geht durch den Magen. Oder durch den Mutterkuchen, auch Plazenta genannt. Da wir uns nun eure Ernährung intensiv ansehen, komme ich vorab noch auf dieses nährende Gewebe für deinen Bauchzwerg zu sprechen. Dein glückliches Baby darf jetzt schon Kuchen essen (ich frage mich gerade, ob die Plazenta als Kuchen bezeichnet wird, weil wir von Anfang an auf süß geprägt sind?), denn die Plazenta versorgt es über die Nabelschnur, enthält Anteile von euch beiden, verbindet und trennt euch. Normalerweise liegt sie gegenüber vom Muttermund. Wenn du eine sogenannte Hinterwandplazenta hast, spürst du das Baby wahrscheinlich mehr. Also du siehst, Kuchen kann es an jeder Ecke geben. Außer der Stoffwechselfunktion, bei der er dem Kleinen Nährstoffe und Sauerstoff bringt und Abfallstoffe wieder abtransportiert, produziert er noch Hormone (Ausschüttung Östrogen u. Progesteron, HCG-Produktion zwischen SSW 8 u. 10), fungiert als Wärmeregulator, schützt das Baby und baut Nestschutz durch den Antikörpertransport auf. Übrigens erfolgt über die Plazenta kein Blutaustausch zwischen Mama und Baby, denn da schmeißt sich die Plazentaschranke wie ein Filter dazwischen.

Ernährung

Die Ernährung bereits in der Schwangerschaft hat eine kurzfristige (Gene, Körperzusammensetzung, Wachstum von Muskeln und Knochen) und langfristige (Entwicklung körperlich und geistig, Immunsystem, Folgeerkrankungen wie Diabetes, etc.) Auswirkung auf die kindliche Entwicklung und ist somit von großer Bedeutung. Außerdem wird jetzt bereits der Geschmack deines Ungeborenen ab der 14. Schwangerschaftswoche geprägt (es trinkt die Geschmacksstoffe, die ins Fruchtwasser abgegeben werden, mit), wenn es zum Saugen beginnt.

Idealerweise ernährst du dich auch in der Schwangerschaft abwechslungsreich, aus biologischem Anbau, frisch, der Jahreszeit entsprechend und nährstoffreich. Wenn du saisonal & regional einkaufst, schonst du den Geldbeuteln und kannst dir dann auch einfacher gute Bioqualität leisten. Konventionell angebaute

Nahrungsmittel beinhalten mehr Schadstoffe, die auch nur sehr geringfügig durch Waschen und Abreiben vermindert werden können. Diese Schadstoffbelastung kann bei Buben zu einer Entwicklungsstörung der Harnröhre (Hypospadia) führen.

Grundsätzlich gilt:

- Vollkorn besser als Weißmehl. Frag hier gerne genauer nach, viele "Vollkorn"-Brote sind dunkler gefärbt.
- Dunkelgrünes und dunkeloranges Gemüse den blasseren Sorten vorziehen, bzw. Blassere mit Farbintensiveren aufwerten
- Frische Früchte sind besser als pasteurisierter Saft oder Trockenfrüchte
- Hülsenfrüchte als solche sind gesünder als Fleischersatzprodukte

Interessant finde ich persönlich noch, dass oftmals empfohlen wird, Nahrungsmittel für spezielle Organe je nach Optik zu essen: wenn du z.B. eine Möhre aufschneidest, ähnelt sie in ihrem Aussehen unserem Auge und soll dieses dann auch in seiner Funktion unterstützen, so auch die Tomate mit ihren Kammern unser Herz, etc. und – eine (fette) Avocado mit dem Kern in der Mitte einer Schwangeren mit Baby im Bauch. Sie soll den Zellaufbau, die gesunde Entwicklung von Gehirn und Nervensystem des Babys fördern und ist zudem eine gute Folat- u. Eisenquelle. Für mich war das immer sehr logisch und stimmig, doch haben nun in vitro Studien eine Befürchtung nahegelegt, dass der Avocadoverzehr zu Unfruchtbarkeit, wiederholten Fehlgeburten und Erbkrankheiten des Babys führen kann. Jedoch wurden diese Studien nicht in vivo – also im menschlichen Körper – durchgeführt, somit kann man nicht eindeutig sagen, ob Avocados in dieser Lebensphase dienlich sind, oder nicht (ich habe sie immer gegessen, jedoch nicht in rauen Mengen, doch phasenweise schon eine Avocado täglich).

Lauchgewächse, allen voran Knoblauch, von dem schon eine Zehe pro Woche ausreicht und Trockenfrüchte mit Rosinen in der Menge von nur einer Snackpackung pro Monat können vor Frühgeburt und vorzeitigem Blasensprung schützen.

Studien haben herausgefunden, dass, wenn du ca. 4 Wochen vor der Geburt deines Babys beginnst, 6 Datteln pro Tag zu essen, sich dein Gebärmutterhals besser öffnet, was die Chancen auf eine Spontangeburt erhöht. Auch verkürzt sich die durchschnittliche Dauer der Geburt und die Blutungen danach sind nicht so stark. Eine wahre Geburts-Wunderfrucht!

Wenn du vor hast zu stillen, achte nun besonders auf eine vollwertige Ernährung und eine gute Darmflora (die mag Gesäuertes), um später die Schadstoffe in der Muttermilch gering zu halten. Was euch beiden sonst noch guttut ist regelmäßige Bewegung von idealerweise täglich 30min. Je nach Tagesverfassung und Wohlbefinden kannst du euch z.B. mit Walken, Spazierengehen, Wandern, Schwimmen, leichtem Aerobic, Pilates und Yoga (gibt es beides auch extra für Schwangere) Gutes tun, wobei Letzteres bei mir eine derartige Wohltat war, dass ich in der Schwangerschaft mit weniger Rückenproblemen zu kämpfen hatte als davor.

Kalorienbedarf, Gewichtszunahme & Gelüste

In den ersten drei Schwangerschaftsmonaten ist der Kalorienbedarf nicht erhöht. Dieser steigt erst zu Beginn des vierten Monats um ca. 255 kcal pro Tag an. Davor solltest du in etwa 1-2kg zugenommen haben, danach langsam aber stetig etwa 0,5kg pro Woche, was zu einer Gesamtzunahme von etwa 12kg führt, wobei bei Untergewicht überproportional viel Gewicht zugenommen werden sollte (bis zu 18kg) und bei Übergewicht dem entgegengesetzt weniger (bis zu 9kg).

Bei Zwillingen beträgt die empfohlene Gewichtszunahme 16-20kg. Vielleicht fragst du dich jetzt: wo kommen denn die ganzen Kilos hin? Zur Beruhigung: da ist mal viel Flüssigkeit. Diese steigt bei Mama an in Blut, Plazenta, Uterusmuskel, Frucht- u. Gewebewasser, beim Baby selbst und du bekommst als Bonus noch 1,3-3,5kg als Stilldepot mit dazu, damit du, wenn dann dein kleiner Vampir am Werk ist, nicht gleich vom Fleisch fällst.

Dies sind Richtwerte. Jede Schwangerschaft, jeder Körper und jedes Baby sind anders. Diese Werte dienen der Orientierung und du darfst bei ein paar Dekagramm auf oder ab getrost Ruhe bewahren. Solltest du zu Beginn aufgrund von Schwangerschaftsübelkeit und ähnlichen Beschwerden nicht zu- oder eher abnehmen, braucht dich das normalerweise nicht weiter beunruhigen. Der Energiebedarf des Babys ist anfangs verschwindend gering und du hast noch genug Zeit, um aufzuholen. In der Praxis nehmen viele Schwangere sprunghaft zu. Phasenweise tut sich kaum etwas und schwupps sind innerhalb einer Woche plötzlich zwei Kilos an Plus zu verzeichnen.

Gelüsten darf hin und wieder und in Maßen nachgegangen werden, jedoch belegen Studien, dass zwischen Heißhunger und Nährstoffdefizit kein Zusammenhang besteht (ich hatte z.B. Lust auf weiße Semmeln. Welche wertvollen Nährstoffe soll ich da bitte draus ziehen?). Nimmt es allerdings Überhand, kannst du ja mal überlegen, welche emotionalen Themen bei dir dahinterstehen könnten. Vielleicht bist du mal traurig oder überfordert und erinnerst dich, dass dich damals Oma immer mit Pfannkuchen getröstet hat und hast daher speziell Lust darauf. Oder auch auf Fleisch, weil vielleicht doch ganz tief innen der Glaubenssatz noch vorherrscht, dass das gesund ist und du dir natürlich Gesundheit auch für dein Baby wünschst. Bei Fleisch kann es auch sein, dass dein Körper, dem jetzt eventuell Eisen fehlt, dieses als bewährte Eisenquelle kennt, falls du vorher z.B. nicht so der Wildgrünjunkie (wo ja auch gutes Eisen drinsteckt) warst.

Auch Hormonschwankungen und der verbesserte Geruchssinn können für Gelüste verantwortlich sein, wie auch niedriger Blutzuckerspiegel oder Stress.

5-6 kleine, über den Tag verteilte Mahlzeiten, die so den Blutzuckerspiegel konstant halten sind sinnvoll, da sich somit auch das Ungeborene regelmäßig und optimal mit Nährstoffen versorgen kann. Außerdem Spazierengehen, (Schwangerschafts-)Yoga bzw. jede Bewegung, die dir Freude macht und jetzt guttut. Eine andere Möglichkeit wäre, eine gesündere Alternative zum Lebensmittel der Begierde zu suchen (z.B. Chia-Pudding mit Xylit statt Schokoeis mit Zucker, Trockenfrüchte statt Kuchen oder Süßkartoffel im Rohr statt Fertigpommes). Oder du gehst deiner Lust bewusst nach, gönnst dir eine kleine Menge vom gewünschten Nahrungsmittel und beschäftigst dich danach mit etwas anderem.

Solltest du Verlangen nach Fisch haben, dann probiere es doch mal mit Makroalgen und Algenöl(kapseln), denn daher kommen auch die Nährstoffe aus dem Fisch. Bei Fleischeslust kannst du dir mit Hummus oder einer Hand voll Salznüssen helfen.

Bitte jetzt nicht

Vorweg mal gleich die Info: Die Plazenta filtert keine Schadstoffe! Diese kommen also direkt zu deinem Baby.

Alkohol

In der Schwangerschaft wird dringend von Alkoholkonsum abgeraten. Auch in kleinen Mengen kann er die Entwicklung beeinträchtigen.

Rauchen

Wie schon im Kapitel *Bevor du Mama wirst* erwähnt, möchte ich hier der Vollständigkeit halber nochmal auf das Rauchen eingehen. Es kann zu Frühgeburt oder später plötzlichem Kindstod und diversen Komplikationen während der Schwangerschaft führen. Das Risiko für spätere Beeinträchtigung der Gesundheit der Atemwegsorgane, erhöhten BMI, Verhaltensauffälligkeiten und verstärkte Sensibilisierung auf Nahrungsmittel-Allergien ist erhöht und selbst wenn du lediglich passiv mitrauchst, kann dies für geringeres Geburtsgewicht deines Kindes, Geburtsfehler und geringeren Kopfumfang verantwortlich sein. Wende dich gerne an das Rauchertelefon (aktuelle Nummer für Österreich: 0800 810 013) und hole dir dort Unterstützung.

Medikamente & Arzneimittel

Viele davon können deinem Kind schaden, also sprich bitte vor der Einnahme, auch wenn dein Präparat rezeptfrei zu bekommen ist, immer mit deinem Doc oder deiner Hebamme. Auch Baldrian beispielsweise ist vor allem in der Frühschwangerschaft nicht zu empfehlen (Toxizität). Bei einer gewöhnlichen Verkühlung ist es oft schon ausreichend, abgeklärte und für dich vom Arzt bestätigte ätherische Öle zu inhalieren oder ein Gesichtsdampfbad zu machen. Ab 38,5 °C Körpertemperatur solltest du dich mal durchchecken lassen.

Koffein

Vorsicht ist bei Koffeinhaltigem (Kaffee, grüner u. schwarzer Tee, Energy-Drinks, Cola-Getränke, Schokolade) geboten, dessen Verzehr 300mg pro Tag nicht überschritten werden sollte (das sind ca. drei Tassen Kaffee). Besser: ca. 3 Liter an Flüssigkeit täglich trinken. Idealerweise Wasser, ungesüßten Tee, stark verdünnte Obst- u. Gemüsesäfte, da sich das Blutvolumen erhöht, das Baby Flüssigkeit für den Transport von Nährstoffen benötigt und die mütterlichen

Organe auf Hochtouren arbeiten. All dies soll durch einen Flüssigkeitsmangel nicht zusätzlich beeinträchtigt werden.

Chinin & Solanin

Du darfst auch gerne auf Tonic- sowie Bitter-Lemon-Getränke aufgrund des darin enthaltenen Chinins, welches fruchtschädigend wirkt, verzichten. Auch bitte grüne Stellen (Solanin) z.B. bei Kartoffeln oder Tomaten entfernen und generell, wenn wir schon beim Wegschneiden sind, auf Schimmel achten (was auch außerhalb der Schwangerschaft eine gute Idee ist).

Leere Kalorien

Auch wenig empfehlenswert ist die Aufnahme von sogenannten leeren Kalorien, also Nahrungsmitteln mit geringer Nährstoffdichte wie Fastfood, Süßigkeiten und stark verarbeitete Lebensmittel. Auch einfache Kohlenhydrate wie Weißmehl zählen hier dazu. Sie treiben deinen Blutzucker in die Höhe und können zu erhöhtem Geburtsgewicht des in dem Fall vielleicht sehr properen Babys führen, was wiederum schon eine gewisse Anlage bezüglich Diabetes und Adipositas begünstigt.

Die Kamille und der Ductus

Der regelmäßige Konsum von Kamille(ntee) kann zu pränataler Verengung des Ductus arteriosus führen. Häh???

Der Ductus arteriosus ist eine Gefäßverbindung im fetalen Blutkreislauf zwischen Aorta und der Arterie (Arteriae pulmonales), die von der rechten Herzhälfte zur Lunge führt. Dadurch wird der Lungenkreislauf umgangen, denn die kleine Babylunge bekommt noch keinen Sauerstoff (die Lunge ist mit Flüssigkeit gefüllt) und braucht daher auch keine starke Durchblutung, also eine sehr effiziente Einrichtung der Natur. Normalerweise beginnt sich diese Verbindung erst sukzessive nach der Geburt, wenn das Baby zu atmen begonnen hat, zu verschließen und nicht, wie möglicherweise im Falle des übergut gemeinten Kamillenverzehrs, schon davor.

Polyphenole in Tees wie z.B. Grün- od. Schwarztee, dunkler Schokolade, schwarzem Kaffee, Weintrauben, Orangen, Mandarinen, roten Früchten und Olivenöl öffnen den Ducutus ein bisschen. Das ist relevant für Fälle, in denen des

Babys Ducuts bereits verengt ist, denn da wird die Verengung schon nach drei Wochen Kamillenverzicht in 96% der Fälle rückgängig gemacht. Auch wenn viele Polyphenole positive Eigenschaften wie entzündungs- u. krebshemmend aufweisen, würde ich zumindest im letzten Schwangerschaftsdrittel behutsam mit diesem Lebensmittel umgehen. Diesbezügliche Forschungen sind noch nicht abgeschlossen.

Arsen

Das Halbmetall Arsen ist giftig, krebserregend (Blasen- u. Lungenkrebs) und kann in der Schwangerschaft auch auf dein Baby übertragen werden. Meeresalgen und Reis sind pflanzliche Nahrungsmittel, die höhere Mengen davon aufweisen. Bei Reis, der 10-mal mehr Arsen als andere Getreidesorten akkumuliert (insbesondere Reiswaffeln und andere Produkte wie Reisgetränke, auch Reissirup, etc.), ist die Arsenkonzentration höher, also bitte sparsam mit diesen Lebensmitteln umgehen, Reis immer vor dem Kochen gut waschen und überschüssiges Kochwasser wegschütten, um den Arsengehalt so gering wie möglich zu halten. In Österreich und auch europaweit gelten bestimmte Grenzen für den Arsengehalt in Reis und Reisprodukten, die laufend überprüft werden. Dennoch würde ich Reis nicht als Hauptnahrungsmittel nutzen. Wenn du dich außerhalb von Europa aufhältst verzichte im Zweifelsfall darauf oder informiere dich über die zugelassenen Arsenwerte.

Algen sind wertvolle Nährstofflieferanten und ich rate von deren Konsum grundsätzlich nicht ab, ganz im Gegenteil. Mikroalgen wachsen in Trinkwasser und sind daher nicht belastet. Makroalgen aus dem Meer können belastet sein, also sollten sie, wie Reis, nicht dein Grundnahrungsmittel darstellen bzw. deren genaue Herkunft erfragt werden.

Außerdem zu vermeiden

Ich möchte aufzählen, worauf du zusätzlich zu den genannten Punkten in der Schwangerschaft getrost verzichten darfst. Zwei Punkte sind zwar nicht vegan, doch sollte dich einmal der Gusto übermannen, weißt du zumindest, was du am besten seinlässt.

Verzichte bitte auf rohes bzw. nicht vollständig gegartes Fleisch und Brühwürstchen aufgrund Toxoplasmose-Gefahr. Weiters auf Rohmilch und rohe bzw. halb gegarte (weiche) Eier, geräucherten Fisch, rohe Meeresfrüchte und bei den anderen Meeresbewohnern insbesondere Thunfisch, Schwertfisch, Heilbutt und Hecht aufgrund der möglichen Schwermetallbelastung.

Auch Streich-, Back- u. Bratfette sowie Milchprodukte mit hohem Fettgehalt, Fertigprodukte und Limonaden solltest du in der Schwangerschaft links liegen lassen (und gerne auch außerhalb davon). Künstliche Süßstoffe, genauer gesagt Aspartam in Limonadengetränken wie Cola, Fanta & Co., können zu Frühgeburt führen. Ananas und unreife Papaya werden andernorts als Abtreibungsmittel eingesetzt, da die darin enthaltenen Stoffe körperfremdes Eiweiß abbauen.

Auch rohe Keimlinge, Sprossen, Triebe und unpasteurisierte Säfte werden aufgrund ihrer Schimmelanfälligkeit und eventuellem Bakterienbefalls offiziell nicht empfohlen. Ich persönlich vernachlässige diesen Punkt gerne, da diese Nahrungsmittel wahre Nährstoffbomben sind und ich sehr auf Hygiene achte. Ich habe diese Nahrungsmittelgruppe auch bei den Nährstoffquellen mit einbezogen, berate dich hierzu mit deinem Gynäkologen, wenn du bezüglich eventuellen Krankheitserregern unsicher bist. Eine risikofreie Variante für dich, nährstoffreiches Grün zu bekommen, sind z.B. Blätter von Bäumen und Sträuchern wie jene von Linde oder Weißdorn im Gegensatz zu Wildkräutern, bei denen immer die Angst oder Gefahr vor Fuchsbandwurmbefall besteht. Weiters bitte kein/e: Bitterorange, Traubensilberkerze, Wanzenkraut, Rotklee, Meertäubchen, Kanadische Gelbwurz, Goldsiegelwurzel, Lakritze, Himbeerblätter bitte erst zur Geburtsvorbereitung verwenden, auch Schafgarbe erst in den letzten Wochen, Oregano- u. Rosmarinöl, Thymianöl (als Vorsichtsmaßnahme, hier sagt jeder etwas Anderes) und Zimtöl. Generell Kräuter nur als Küchenkräuter zum Würzen verwenden (und nicht als Hauptmahlzeit einnehmen, da Kräuter immer eine Wirkung haben) und bei ätherischen Ölen stets den Gynäkologen oder deine Hebi fragen.

Die Schwangerschaft ist nicht dazu geeignet, die Ernährung grundlegend umzustellen, zu fasten oder Diät zu halten.

Nährstoffversorgung in der Schwangerschaft

Lass uns nun deinen Nährstoffbedarf (dieser liegt 15% höher als sonst) in der Schwangerschaft genauer ansehen und wie du ihn über pflanzliche Ernährung decken kannst. Ich zähle auch diejenigen Nährstoffe auf, von denen du zwar jetzt nicht mehr brauchst als sonst, aber deren Versorgung in der veganen Ernährung als kritisch beurteilt wird, denn auch davon solltest du ja jetzt genug aufnehmen.

An mancher Stelle kann es etwas verwirrend sein, worauf man denn alles zu achten hätte und was womit idealerweise zu kombinieren ist, etc. Wenn du keinen Mangel aufweist und deine Blutwerte OK sind, musst du das alles nicht allzu wörtlich und genau nehmen. Doch falls du in der Versorgung mit dem einen oder anderen Nährstoff knapp dran sein solltest, können dir die in den nächsten Kapiteln dargelegten Zusammenhänge bzw. Kombinationen weiterhelfen. Ich habe dir beim jeweiligen Nährstoff angeführt, wie viel und wofür du davon brauchst, wo du ihn findest, wie du deinen Tagesbedarf decken und eventuelle Mangelerscheinungen erkennen kannst. Bei diesem Punkt sind das Beispiele. Manche Symptome können auch hormonell bedingt sein und müssen nicht immer gleich auf eine Unterversorgung mit Nährstoffen zurückzuführen sein. Es ist ein Hinweis für dich, den du beobachten und am besten mit deinem Gynäkologen besprechen kannst. Einige Symptome kommen wiederholt vor, woran du erkennst, dass ein Symptom nicht immer einem spezifischen Nährstoffmangel zuzuordnen ist. Es ist eher deren Kombination, die dich aufmerksam machen sollte. Umso achtsamer du hier bist, desto besser kannst du auch mit deiner Schwangerschaftsbegleitung (also Gynäkologe oder Hebamme) zusammenarbeiten.

Protein

Wie viel und wofür?

In der Schwangerschaft besteht ab dem vierten Monat ein Mehrbedarf an Eiweiß von ca. 20%, damit neues Gewebe für das Wachstum des Babys sowie die Plazenta gebildet werden können. Protein ist Bestandteil jeder einzelner unserer Zellen. Das sind schon einige Kilos, die da an Körpersubstanz in der Schwangerschaft neu aufgebaut werden (verteilt auf Fötus und Gewebe). Um genauer zu sein hast du als vegan lebende Frau bis zum zweiten Trimester einen Eiweißbedarf von 0,9g/kg Körpergewicht, danach von etwa 1,1/kg und im letzten Drittel 1,3g/kg. Die DGE empfiehlt – unabhängig von der Ernährungsweise – 0,8g, danach 0,9g und im 3. Trimester 1g. Für Veganer wird gerne ein Sicherheitszuschlag gewählt, um hier die oft minder beurteilte biologische Wertigkeit aus pflanzlichen Proteinquellen auszugleichen. Du kannst für dich auch jeweils einen Mittelwert nehmen, falls du es überhaupt genau ausrechnen möchtest. Protein bildet neben Gewebe im Körper Muskeln, Knochen, Haut, Haare und Organe.

20 Aminosäuren, die Bausteine, zu denen Proteine im Körper zerlegt werden und aus denen dann wieder menschliches Eiweiß aufgebaut wird, sind zu Ketten verbunden. Jedes Protein, egal ob aus tierischer oder pflanzlicher Quelle, wird zuerst zu diesen Aminosäuren aufgespalten, woraus wieder Eiweiß entsteht. Acht dieser Aminosäuren kann der Körper selbst nicht herstellen, sie werden als essentiell bezeichnet und müssen mit der Nahrung zugeführt werden.

<u>Wo ist es zu finden?</u>

42 Hülsenfrüchte enthalten mitunter sogar mehr Protein als Fleisch. Nicht nur das, der Körper kann auch tatsächlich etwas damit anfangen, indem er aus manchen Pflanzenquellen fast genauso viel Eiweiß umsetzt wie aus Fleisch. Kurz gesagt ist es wichtig und ausreichend, wenn du täglich Hülsenfrüchte, Vollkorngetreide, Nüsse und Samen zu dir nimmst. Damit bist du gut mit Protein versorgt. Hier ein paar mehr Beispiele für gute Quellen: Süßlupine, Haferflocken, Nüsse, Samen, Mohn, Sonnenblumenkerne, Leinsamen, Getreide, Gemüse wie Kohlgemüse, getrocknete Pilze, Quinoa, Amarant, Spirulina (bitte achte auf Bioqualität und möglichst schadstofffreie Quelle) und Hülsenfrüchte wie etwa Linsen, (Kicher-)Erbsen, etc.

Wenn du diese Lebensmittel noch dazu geschickt kombinierst wie etwa Hülsenfrüchte und Getreide, kannst du eine noch höhere biologische Wertigkeit (diese gibt die Qualität von Proteinen an) des Proteins erzielen. Du musst das jedoch nicht alles auf einmal mampfen, sondern kannst die zu kombinierenden Nahrungsmittel getrost über den Tag verteilt essen, also z.B. mittags Hirse mit Gemüse und abends Linsensuppe.

Wie kann ich meinen Tagesbedarf decken?

Deinen Tagesbedarf bis zum sechsten Monat, wenn wir z.B. von 0,9g für 65kg Körpergewicht ausgehen (ergibt 58,5g Protein, sagen wir 60g), kannst du z.B. mit 200g Tofu, 150g gekochten Kichererbsen, 50g Mandeln, 100g Haferflocken, 1TL Spirulina und 200g rote Beete decken. Bitte beachte das "und" – also alles zusammen, nicht nur eines davon. Dieser Hinweis gilt auch für alle nachfolgenden Beispiele bei den jeweiligen Nährstoffen.

Wie erkenne ich einen Mangel?

Einen eventuellen Mangel kannst du an Wassereinlagerungen und Symptomen wie Müdigkeit, Erschöpfung und mangelnder Belastbarkeit erkennen.

Essentielle Fettsäuren

Wie viel und wofür?

Die essentiellen Fettsäuren (du hast sicher schon von Omega-3-Fettsäuren gehört) sind sehr wichtige Bausteine für die Augen deines Bauchzwergs, sowie für dessen geistige Entwicklung. Speziell die langkettigen Freunde davon – wir nennen sie beim Spitznamen DHA und EPA (bzw. wenn ich sie dir mit vollem Namen vorstellen darf: Docosahexaensäure und Eicosapentaensäue) – gelten als besonders wertvoll und förderlich. DHA ist unter anderem wichtig für die Steuerung des Immunsystems. Es wird im letzten Schwangerschaftsdrittel in der Retina sowie im Gehirn des Babys gespeichert. Es gesellt sich noch ein dritter Fettsäure-Freund in die Runde: ALA (Alpha-Linolen-Säure), enthalten z.B. in Leinsamen, Hanfsamen, Walnüssen und den jeweils daraus gewonnenen Ölen. Unser motivierter Körper will stets das Beste für uns und versucht, daraus (also aus ALA) nun DHA und EPA herzustellen, die leider nicht in den von uns üblich verzehrten pflanzlichen Lebensmitteln vorkommen, aber ebenso wichtig für euch beide sind. Das gelingt ihm, genauer gesagt der Leber, vielleicht noch ganz gut mit der Umwandlung in EPA, bei DHA (die im Bedarfsfall auch in EPA umgewandelt werden kann) eher so recht und schlecht. Doch es gibt einen Joker, den wir hier einsetzen können, wie du gleich lesen wirst. Davor möchte ich noch kurz auf die Dosierung eingehen. Die DGE empfiehlt 250mg – bzw. 300mg für Schwangere EPH/DHA im Verhältnis 1:2, da wir von DHA mehr brauchen bzw. dies auf keiner anderen Grundlage umwandeln können. Internationale Dosierungen gehen auch noch höher bis z.B. 500mg täglich.

Wo sind sie zu finden?

Tadaaa: Algenöl. Ich verstehe gar nicht, warum Fisch- u. Krillöl so beliebt sind. Die fressen ja auch nur die Algen, von denen sie dann die Fettsäuren aufnehmen und sind zudem aufgrund dessen, dass sie in der Nahrungskette höher stehen, stärker schwermetallbelastet usw. Neben Algenöl sind auch grüne Blätter vor allem von Wildkräutern gute Quellen, so auch Chlorella, Getreidegrassäfte, Leinsaat, Hanfsaat, Chiasaat und deren Öle, wobei dies alles keine zuverlässige bzw. ausreichende Versorgung mit DHA sicherstellen kann. Unsere veganen Kapseln (Opti 3) beinhalten 250mg DHA und 150g EPA (+ eine kleine Dosis Vitamin D3), wobei auf der Packungsrückseite empfohlen wird, täglich 2 Kapseln, also die doppelte Menge, zu verzehren.

Wie kann ich meinen Tagesbedarf decken?

Du kannst einen (überwiegenden) Teil über Algenölkapseln aufnehmen und zusätzlich Saaten, erwähnte Öle und Grünzeug essen.

Wie erkenne ich einen Mangel?

Wenn du dich nicht konzentrieren kannst oder dir Dinge schlecht merkst, kann dies ein Hinweis für eine mangelhafte Versorgung mit Omega-3-Fettsäuren sein.

Was sollte ich noch darüber wissen?

Noch eine wichtige Info will ich dir nicht vorenthalten. Als Pflanzenfresser nehmen wir besonders gerne köstliche Öle z.B. in Salaten auf, die viel Omega-6-Fettsäuren enthalten wie Kürbiskernöl. Sie wirken entzündungsfördernd, wohingegen Omega-3-Fettsäuren als Entzündungshemmer fungieren und sollten mindestens 1/5 (besser noch 1/3) der Omega-6-Fettsäure-Aufnahme betragen. Also umso mehr Omega-6-fettsäurenreiche Öle, allen voran Sonnenblumenöl, du verwendest, desto höher darf auch deine Omega-3-Fettsäure-Dosierung ausfallen.

Vitamine

Um Mangelerscheinungen vorzubeugen, ist die ausreichende Versorgung mit Vitaminen super wichtig.

Bitte sei nicht allzu übermotiviert, was die fettlöslichen Vitamine A und D betrifft, da diese überdosiert werden und somit Erkrankungen hervorrufen können, wobei das als Pflanzenfresser nur mit Ernährung allein praktisch nicht möglich ist.

Vitamin A

Wie viel und wofür?

Dieses Vitamin ist von Bedeutung für die Entwicklung deines kleinen Bewohners (Embryogenese), sowie für das Wachstum der Plazenta. Du benötigst jetzt 1,1mg pro Tag (statt 0,8mg davor). Eine Überdosierung (ab einer Zufuhr von 3mg) kann fatale Folgen wie Schädigung von Leber und Gehirn deines Babys nach sich ziehen oder Wachstumsverzögerungen verursachen. Als Pflanzenfresser können wir dieses Vitamin nicht überdosieren, da wir es gar nicht direkt aufnehmen. Bei einem Zuviel senkt dein Körper einfach die Umwandlungsrate des Beta-Carotins in Vitamin A, welches dann im Körper bei einem Zuviel einfach gesenkt wird.

Wo ist es zu finden?

Vitamin A als solches kommt in tierischen Produkten vor. Wir Pflanzenfresser-Mamas finden das Provitamin ß-Carotin, aus welchem Vitamin A synthetisiert wird, in Pflanzenfarbstoff und somit in buntem (gelb, grün, orange) Gemüse wie Brokkoli, Aprikose, Möhre, Spinat, Feldsalat, Grünkohl, Wirsing, Mango, etc. Es ist oft in den Zellen von Gemüse und Obst gespeichert. Die Zellen sollten aufplatzen, damit das Vitamin optimal vom Körper aufgenommen werden kann. Am besten geschieht das durch Entsaften oder Zerkleinern.

Wie kann ich meinen Tagesbedarf decken?

Schon 30g Süßkartoffel decken deinen Tagesbedarf.

Wie erkenne ich einen Mangel?

Trockene Hornhaut oder Nachtblindheit können einen Mangel kennzeichnen.

Vitamin B1, 2 und 3

Ich habe diese drei Vitamine gleich zusammengefasst, da sie in ähnlichen Quellen zu finden sind und ähnlich wirken. Beachte bitte, dass B-Vitamine (auch die nachfolgenden, nicht nur diese drei) durch Einflussfaktoren wie Licht oder

Hitze vermindert werden. Da sie wasserlöslich sind, besteht keine Überdosierungsgefahr. Du kannst also beherzt zugreifen.

Wie viel und wofür?

Von Vitamin B1 brauchst du jetzt 1,2mg, das sind 0,2mg mehr als zuvor, bei Vitamin B2 hast du einen Bedarf von 1,5mg, was ein Mehr von 0,3mg bedeutet. Von Vitamin B3 brauchst du nun 15mg Äquivalent, also 0,2mg mehr. Es kann aus der Aminosäure Tryptophan gebildet werden (deshalb "Äquivalent") und unterstützt die Zellteilung sowie die Spezialisierung von Zellen. Ein Mangel an diesen u.a. für die Nerven oder das Immunsystem wichtigen Vitaminen in der Schwangerschaft kann Gestose und in weiterer Folge Eklampsie auslösen und beim Ungeborenen zu Fehlbildungen wie z.B. einer Gaumenspalte führen.

Wo sind sie zu finden?

Folgende Nahrungsquellen kannst du für deren Aufnahme nutzen: Tempeh, Pilze wie Champignons, Mandeln, Sprossen, Spinat, Vollkornprodukte (da B-Vitamine hauptsächlich in Schale und Keim sitzen), Nüsse, Hülsenfrüchte, Hefeflocken und -Extrakt, Grünkohl, Erbsen, Brokkoli, gelbe Paprika, Kartoffeln und Weizenkeime bzw. stellen gekeimte Getreide eine super Quelle dar. Auch sind viele Pflanzendrinks mittlerweile mit B-Vitaminen angereichert.

Wie kann ich meinen Tagesbedarf decken?

- Vitamin B1: Eine Portion Erbsen und eine kleine Kartoffel
- Vitamin B2: 150g Champignons, 100g Mandeln, 50g Kürbiskerne und 200g Banane
- Vitamin B3: 100g Erdnüsse und 100g Champignons

Wie erkenne ich einen Mangel?

Für einen Vitamin-B1-Mangel können viele Symptome sprechen, wie etwa unkontrollierte Augenbewegungen oder schlechte Wundheilung. Die meisten Symptome wie Kurzatmigkeit, geistige Trägheit, Krämpfe, Verstopfung oder Reizbarkeit gelten als ganz normale Schwangerschaftssymptome, daher ist eine Differenzierung schwierig.

Wenn du eingerissene Mundwinkel hast, kann dies zeigen, dass du einen Vitamin-B2-Mangel hast. Auch Anämie kann von einem Mangel herrühren.

Ein Vitamin-B3-Mangel kann auftreten, wenn es nicht über die Nahrung aufgenommen wird oder die körpereigene Synthese aus Tryptophan nicht hinhaut. Auch hier haben wir wieder schwer von der Schwangerschaft differenzierbare Symptome wie Gedächtnisprobleme, Schlaflosigkeit, Schwäche und Appetitlosigkeit.

Was sollte ich sonst noch darüber wissen?

Als Vitamin-B1-Hemmer wirken Kaffee, Schwarz- u. Grüntee, Natron und Sulfite, die z.B. für die Trocknung von Früchten eingesetzt werden (Trockenfrüchte).

Vitamin B6

Wie viel und wofür?

Hier haben wir es mit einem wichtigen Faktor für den Aminosäure-Stoffwechsel zu tun, da in der Schwangerschaft der Proteinbedarf erhöht ist. Du brauchst jetzt 1,9mg davon, das sind 0,7mg mehr als zuvor.

Wo ist es zu finden?

Der Bedarf kann auch mit veganer Ernährung leicht über Bierhefe, Hülsenfrüchte wie Bohnen und Linsen, Vollgetreide, Ölsaaten, Kohl, Avocados, Bananen, Walnüsse, usw. gedeckt werden.

Wie kann ich meinen Tagesbedarf decken?

In 200g Avocado und 100g Walnüssen steckt bereits genug für einen Tag.

Wie erkenne ich einen Mangel?

Reizbarkeit und depressive Verstimmung können einen Mangel anzeigen (wer hat das nicht mal in der Schwangerschaft?). Beobachte einfach, ob es länger anhält.

Vitamin B9

Wie viel und wofür?

Du brauchst jetzt, bzw. vor allem zu Beginn deiner Schwangerschaft 600µg Nahrungsfolat (= Äquivalent zu Folsäure), was im Vergleich zu 400µg davor einen beträchtlichen Mehrbedarf darstellt.

Folsäure als ebenfalls wichtiges Vitamin der B-Gruppe beeinflusst die Zellneubildung und -Teilung, was wiederum Bedeutung für die erhöhte Bildung von roten Blutkörperchen sowie für das Wachstum von Baby und Plazenta hat. Eine Unterversorgung kann das Rückenmark bzw. Zentralnervensystem des Ungeborenen schädigen. Das Neuralrohr, das sich später zum Nervensystem entwickelt, schließt sich schon etwa in der dritten Schwangerschaftswoche. Zu einem Zeitpunkt also, zu dem du sehr wahrscheinlich noch keine Ahnung von deinem neuen Mitbewohner hast. Allgemein wird empfohlen, schon vor Schwangerschaftsbeginn bei Kinderwunsch 400µg pro Tag in Form von Nahrungsergänzungen zu supplementieren (und die übrigen 200µg mit der Nahrungsaufnahme). Wenn man allerdings schon gut mit Folsäure bzw. Folat versorgt ist, und das ist bei pflanzlicher Ernährung meist der Fall, bricht im Körper ein kleines Chaos aus, wenn er synthetische und natürliche Folsäure bzw. Folat gleichzeitig bekommt.

Wo ist es zu finden?

Der Körper kann am besten etwas mit natürlichen Quellen anfangen, wie etwa Hülsenfrüchte, Vollgetreide, grünes Gemüse wie Spinat, Blattsalat, Fenchel, außerdem div. Kohlarten, Zitrusfrüchte (auch als Saft), Kartoffeln, Tomaten, Spargel, Möhren und auch Obst wie Banane, Mango, Beeren, Orangen oder auch Nüssen. Leider verlieren Lebensmittel bis zu 90% Folsäure, wenn sie Hitze, Licht und Sauerstoff ausgesetzt werden. Also ist es am besten, sie so frisch wie möglich zu verzehren bzw. beim Kochen das Gemüse nur kurz mit wenig Flüssigkeit zu garen und danach nicht mehr aufzuwärmen. Die im Kochwasser gelandeten Vitamine können genutzt werden, indem das Wasser für Saucen etc. weiterverwendet wird. Weiters wird Folsäure oft Frühstückscerealien oder Getreide zugesetzt.

Wie kann ich meinen Tagesbedarf decken?

Beim Superlieferanten Kichererbse könntest du mit 170g bereits den Tagesbedarf decken. Alternativ dazu kannst du es dir z.B. zusammenstückeln aus 100g Sauerkirschen, 50g Spinat roh, 250g weißem gegartem Spargel, 80g Erdnüssen und 100g Quinoa. Solltest du das alles nicht essen können, gibt es auch bioaktive Wirkstoffe wie Quadrefolic, mit denen du in ärztlicher Rücksprache supplementieren kannst.

Wie erkenne ich einen Mangel?

Wenn du auffallend blass bist, könntest du an einer Anämie leiden, was für einen Mangel spricht. Ein weiteres Symptom kann eine gerötete Zunge sein. Auch wenn du dich erschöpft und müde fühlst, könntest du unterversorgt sein.

Vitamin B12

Da hier noch so viel geforscht und vor allem diskutiert wird, möchte ich auf dieses sehr wichtige und ehrlicherweise auch kritische Vitamin besonders ausführlich eingehen.

Wie viel und wofür?

Bereits im ersten Schwangerschaftsmonat ist dein Bedarf erhöht. Offiziell sind nun 3,5µg Cobalamin, wie das Vitamin auch genannt wird, empfohlen (statt 3µg davor). Die zusätzlichen 0,5µg sind fürs Baby. Ich möchte an dieser Stelle einwerfen, dass die Bedarfsempfehlung der DGE von 3,5µg niedrig angesetzt ist (wobei hier die Empfehlungen immerhin noch etwas höher als z.B. in den USA oder der EU liegen). Aktuellere wissenschaftliche Quellen legen einen noch höheren Verzehr nahe, der eher bei 7µg liegt. Es sind keine Überdosierungen bekannt, also lieber mal etwas beherzter zugreifen, auch um die Absorption sicherzustellen. Erhöhter Energiebedarf bei Stress, spätem Zu-Bett-Gehen und Darmerkrankungen erhöhen den Verbrauch bzw. Bedarf zusätzlich. Du kannst die Empfehlung als Richtwert nehmen, um einem Mangel vorzubeugen (der übrigens öfter durch Aufnahmestörungen als aufgrund mangelnder Einnahme entsteht). Ein Teil des Vitamins kann hier eventuell aus deinem Speicher für das Baby gezogen werden, doch der Einfluss auf die fetale Entwicklung ist zu groß, um hier ein Risiko einzugehen.

Ein Mangel dieses Vitamins hat für dein Baby ähnliche Folgen wie eine Unterversorgung mit Folsäure. Für einen erwachsenen Menschen bzw. für eine Schwangere hat ein Cobalaminmangel irreversible neurologische Schäden zufolge, denn es mischt bei Zellen, Hämoglobin (B12 fördert Blutbildung), DNA und den Nerven mit, um ein paar Beispiele zu nennen. Damit Vitamin B12 auch aufgenommen wird, bedarf es eines Transportproteins, das als Intrinsic-Factor bezeichnet wird. Leider schafft das Protein keine Aufnahme in rauen Mengen, sondern pro Zufuhr (unabhängig davon ob über Nahrung oder Supplemente) 1,5 bis 2µg. Daneben werden noch passiv etwa 1% (passive Diffusion) der zugeführten Menge tatsächlich aufgenommen: also 1,5µg + 1% der aufgenommenen Menge an Cobalamin pro Mahlzeit. Daher müssen oft sehr große Mengen zugeführt werden, um den gar nicht so hohen Bedarf zu decken – v.a. wenn man nur 1x täglich supplementieren bzw. Vitamin B12 aufnehmen möchte (zur genauen Dosierung etwas später).

Dir ist vielleicht aufgefallen, dass Vitamin B12 mit unterschiedlichen Namen daherkommt. Cobalamin, wissen wir mal, steht grundsätzlich für das Vitamin B12.

Es gibt *vier Formen*, die alle unterschiedliche Aufgaben im Körper übernehmen: Die beiden Cobalamin-Coenzyme *Methylcobalamin* (wird benötigt, um die Folsäure zu aktivieren) und *Adenosylcobalamin* sind die einzigen, die auch tatsächlich im Stoffwechsel aktiv sind. Bei Methylcobalamin sind sich die meisten einig, dass es gut vom Körper aufgenommen werden kann, allerdings bedarf es etwas höheren Mengen. *Hydroxocobalamin* ist jenes, das von Bakterien produziert wird, also die natürliche Form.

Cyanocobalamin ist die synthetisch hergestellte Variante, die vom Körper in aktive Formen umgewandelt werden kann. Hier gehen die Meinungen bezüglich Bioverfügbarkeit etwas auseinander. Es muss nämlich noch vor der Aufnahme vom Körper entgiftet werden, da es ein Toxin mit Namen Cyanid enthält. Bei chronischen Nierenerkrankungen wird vorsichtshalber empfohlen, auf eine andere Form zurückzugreifen und bei gestörtem Cobalamin-Stoffwechsel ist Cyanocobalamin unwirksam. Allgemein gilt es als gut erforscht, bei Gesunden wirksam und preiswert.

Was sollte ich sonst darüber wissen?

Diesmal muss ich ausnahmsweise diesen Punkt voranstellen, weil ich dir, bevor wir zu den Quellen kommen, die Ausgangslage etwas näherbringen möchte. An sich könnte unser Darm Vitamin B12 selbst bilden, das im letzten Teil des Dünndarms aufgenommen wird. Das funktioniert allerdings nur, wenn Lebensmittel zugeführt werden, die die Voraussetzungen dafür schaffen, dass dies in unserem Darm auch gebildet werden kann (das ist z.B. der Fall bei wilden Pflanzen wie Wildkräutern oder Gräsern).

Die Magen-Darm-Flora von Allesfressern ist oft durch die übermäßige Proteinzufuhr gestört und so kann Cobalamin nicht gebildet werden. Ein Vitamin-B12-Mangel tritt meist als Folgeerscheinung chronischer Magen-Darm-Erkrankungen oder schwerer Stoffwechselstörungen auf. Erkrankungen der Magen- u. Dünndarmschleimhaut führen ebenfalls zu Resorptionsstörungen. Doch auch wenn für Pflanzenfresser die Chancen auf einen fitten Darm besser aussehen, würde ich mich – besonders in der Schwangerschaft – nicht darauf verlassen. Hier möchte ich dich kurz darauf hinweisen, dass du dich, solltest du einen B12-Mangel aufweisen, dringend um deine Darmgesundheit kümmern solltest.

Auch im Rachen leben Bakterien, die dieses Vitamin bilden, doch wird hier die Flora durch den Einsatz von (normaler) Zahnpasta zerstört (*dies umgehen wir, indem wir unser Zahnöl selbst zusammenbrauen*). Zudem ist unser Körper in der Lage, Cobalamin für Monate bis Jahre zu speichern (2.500-5.000µg vor allem in der Leber). Diese Speicher leeren sich jedoch schneller, wenn man lange arbeitet (wenn es draußen schon dunkel ist), spät schlafen geht oder einfach viel um die Ohren hat, denn es ist das Energievitamin. Daher brauchst du einen kleinen Zusatzpuffer wenn du mal gestresst bist. Zur Sicherheit soll die Versorgung regelmäßig anhand der Blutwerte sichergestellt werden. Darauf gehe ich in einem gesonderten Kapitel näher ein.

Calcium und Vitamin B12 hängen zusammen, daher ist eine ausreichende Zufuhr auch an diesem Mineralstoff, der oft vergessen bzw. unterschätzt wird wichtig, damit B12 gut aufgenommen werden kann.

Wo ist es zu finden?

Vielerorts wird behauptet, dass Vitamin B12 hauptsächlich aus Nahrungsmitteln tierischen Ursprungs aufgenommen wird bzw. darin enthalten ist. Genau genommen ist es jedoch weder pflanzlich noch tierisch, denn nur Mikroorganismen aus dem Algen-, Bakterien- u. Pilzreich können sie synthetisieren. Wo befinden sich diese possierlichen Kerlchen noch? In menschlichen und tierischen Körpern und in Böden. Können wir demnach nicht einfach ungewaschene Wildkräuter und Gemüse verzehren? In der Schwangerschaft ist dies aufgrund des Risikos mit Erregern in Berührung zu kommen, die dem Fötus schaden könnten, offiziell nicht empfehlenswert. Alle Lebewesen, selbst Pflanzen, sind auf Mikroorganismen angewiesen, denn alle benötigen Vitamin B12 zum (Über-)Leben.

Ich möchte nochmal kurz zu den tierischen Produkten als Vitamin-B12-Quelle zurückkommen. Tiere nehmen es selbst aus den vorher genannten Quellen auf oder aus Nahrungsergänzungen in ihren Futtermitteln. Nutztiere wie Kühe verzehren zum Teil Gräser und Co., die es dann über ihr Fleisch oder auch ihre Milch an uns weitergeben. Vielen Tieren wird jedoch dieser Zugang verwehrt und sie bekommen Supplemente ins Futter oder Spritzen. Also du siehst, es ist kein rein veganes Problem. An dieser Stelle frage ich mich wieder, wie bei den Fischölkapseln im Kapitel über essentielle Fettsäuren, warum uns so oft der Umweg über die Tiere vorgegeben wird.

Die meisten pflanzlichen B12-Quellen wie Sauerkraut oder Spirulina sind Analoga, die der chemischen Struktur von echtem Cobalamin zwar ähneln, aber in unserem Körper dessen Funktionen nicht übernehmen. Im Gegenteil – sie können hier sogar der Aufnahme des "Originals" in die Quere kommen. In unserem Körper ist eine begrenzte Anzahl von Andockstellen (Rezeptoren) für Vitamin B12 vorhanden. Wenn jetzt dieses analoge Schummelvitamin die Rezeptoren besetzt, sind sie für das Original nicht mehr verfügbar und dieses kann somit nicht aufgenommen werden.

Mittlerweile ist die Mikroalge Chlorella schon Original-Vitamin-B12 salonfähig, also in bioverfügbarer Form gezüchtet (jedoch sicher nicht jedes Produkt!). Die Bakterien, die dabei um sie herumschwimmen, sind mit dafür verantwortlich. So passiert das bei der Firma "pure raw", welche bioverfügbares Vitamin B12 in ihrem Chlorella-Pulver in Rohkostqualität gewährleisten kann (doch vorsichtshalber nicht als alleinige Quelle nutzen!). Solltest du auch Spirulina einnehmen, lass bitte mindestens eine halbe Stunde zwischen den beiden grünen Freunden vergehen, damit das bioverfügbare Vitamin B12 in der Chlorella-Alge auch optimal aufgenommen werden kann und nimm zuerst Chlorella ein. Eine andere natürliche Quelle mit potenziell bioverfügbarem Vitamin B12 sind Quinoakeimlinge. Nutze dies auch bitte nicht als alleinige Zufuhrmöglichkeit, sondern gerne zusätzlich, bzw. würde ich dir überhaupt empfehlen, mehrere Quellen zu verwenden. Wenn du supplementierst, könnte das so aussehen: täglich z.B. mit Tabletten oder Tropfen, möglich wäre in höheren Dosen 2-3x/Woche oder auch alle paar Monate mit einer Spritze. Solltest du einen gravierenden Mangel haben, kannst du dir eine Injektion mit Hydroxocobalamin holen, da diese Form eine längere Halbwertzeit aufweist. Besprich das einfach mit deinem Doc.

Der Deutsche Vegetarierbund empfiehlt veganen Schwangeren, Vitamin B12 in Form von Nahrungsergänzungsmitteln, angereicherten Zahncremes (Achtung Rachenflora) oder Lebensmitteln wie Speisehefe, Sojaprodukte, Frühstücksflocken und Pflanzendrinks aufzunehmen. Lese dir einfach die Etiketten gut durch, da findest du die Infos dazu.

<u>Wie kann ich meinen Tagesbedarf decken?</u>

Zusammengefasst kommt Vitamin B12 für dich brauchbar in einer guten Chlorella- und Quinoakeim-Quelle vor, ansonsten in angereicherten Pflanzendrinks, Cerealien und Zahncremes. Außerdem kannst du auf ein Supplement in Tropfen-, Tabletten- oder Spritzenform zurückgreifen. Es gibt mittlerweile auch Präparate, die mehrere Formen in einer Kapsel anbieten, um eine einseitige Versorgung zu vermeiden. Wie gesagt, lieber etwas höher dosieren. Am besten, du wählst eine Kombination aus den diskutierten Möglichkeiten aus. Besonders wenn du dich "normal" ernährst, also kein Rohköstler bist, der schon ewig fastet, sich reinigt, einen gesunden Darm und somit auch bessere Voraussetzungen für die Aufnahme hat – und selbst in diesem Fall ist insbesondere in einer so delikaten Phase wie der Schwangerschaft Vorsicht geboten.

Am Beispiel Cyanocobalamin wären jetzt ohne groß herumzurechnen empfohlene Aufnahmemengen für dich als Supplement 1x täglich 500µg, bei Methylcobalamin oder Adenosylcobalamin wird eine deutlich höhere Zufuhr von

1000µg empfohlen. Eine einmalige tägliche Supplementierung ist auch am praktikabelsten, du kannst es in deine tägliche Ernährung einbauen und musst nicht überlegen: Wie oft habe ich es die Woche schon genommen? Ich kann übrigens die Produkte von Sunday Natural empfehlen, da hier keine unnötigen Geschmacksverstärker, Aromen oder zusätzliche Chemikalien zum Einsatz kommen.

Gerne kannst du zusätzlich die oben beschriebenen Quellen nutzen und auch die Supplementierungsformen abwechseln. Wenn du dich an die anfangs erwähnten eher empfohlenen min. 7µg halten möchtest, kannst du entweder etwas höher dosieren oder über den Tag verteilt zusätzlich andere der besprochenen Quellen zu dir nehmen.

Wie erkenne ich einen Mangel?

Wenn du dich schwach, müde und depressiv fühlst, könnte das einen Mangel anzeigen. Immunabwehrschwäche und Vergesslichkeit sind weitere Symptome, auch blaue Ringe unter den Augen.

Vitamin D

Wofür und wie viel?

Du hast zwar jetzt keinen erhöhten Bedarf an diesem Vitamin, doch fällt es ebenfalls unter die Kategorie "kritisch" (übrigens für alle, die in unseren Breitengraden leben), weshalb ich näher darauf eingehen möchte. Die offiziellen Empfehlungen der DGE sind mit 800 IE (Internationale Einheit) täglicher Aufnahme eher vorsichtig angesetzt, während internationale Empfehlungen von 600 IE bis 10.000 IE täglich zu finden sind. Ich halte mich hier gerne an die von Dr. Schweikart gegründete Website www.vitamind.net, wo 3.000-5.000 IE empfohlen werden. Die Dosierung ist zudem abhängig von Körpergewicht, Lebensstil und Sonnenexposition.

Bereits kurz nachdem deine Schwangerschaft einsetzt, beginnt dein Körper, den Vitamin-D-Stoffwechsel auf Hochtouren zu bringen. Eigentlich versteht man unter Vitamin D einen Sammelbegriff für unterschiedliche Substanzen, die eine Vitamin-D-Aktivität aufweisen und es zählt streng genommen zu den Hormonen. Zum Baby direkt kommt jedoch nur das D3 sowie die Speicherform 25-OH-D, denn die fetalen Organe regeln das Vitamin-D-Hormon eigenständig. Als solches unterstützt es die Optimierung des Calciumhaushaltes. Vitamin D ist an zahlreichen Entwicklungen deines Babys beteiligt, wie etwa Immunsystem, Gehirn, Stoffwechsel, Organe, Skelett, Epigenetik und es beeinflusst die Plazentaentwicklung. Eine Unterversorgung steht möglicherweise in Zusammenhang mit erhöhtem Risiko einer Frühgeburt. Weiters könnte deine Schwangerschaft dadurch negativ beeinflusst werden (Bluthochdruck, Schwangerschaftsdiabetes oder Scheidenentzündungen). Ein zu niedriger wie auch zu hoher Spiegel in der Schwangerschaft begünstigt Allergien und Asthma beim Kind.

Wo ist es zu finden?

Beim Sonnenstriptease werden nicht nur Zuschauer angeregt, sondern auch die Vitamin-D-Produktion.
Normalerweise sollte dies als Speicher für den Winter ausreichen, du kannst Vitamin D über die Sonne nicht überdosieren. Bei steigendem Alter nimmt die Speicherfähigkeit ab und ich würde auch in der Schwangerschaft zumindest in den Wintermonaten vorsichtshalber auf ein Supplement zurückgreifen (wir sind allgemein Vitamin-D-Mangelgebiet, somit schadet im Winter niemandem das ein oder andere Tröpfchen davon). Neben wenigen tierischen Quellen ist es noch in Lichen, das ist eine Flechtenart, zu finden, auch in Pilzen, Avocados, Kohl, Spinat und Kichererbsensprossen. Auch in grünen Blättern ist Sonnenlicht gespeichert (z.B. Brennnessel). Diese sind auch aufgrund des guten Calcium-Phosphor-Verhältnisses sehr wertvoll.

Wie kann ich meinen Tagesbedarf decken?

In den Sonnenmonaten setzt du dich bzw. Körperteile von dir der Sonne aus (nackig wäre ideal). Dies tust du am besten wie folgt: Entblöße mindestens 1/4 deiner Körperoberfläche zwischen 12 und 15 Uhr (Gesicht, Hände, Teile von Armen und Beinen). Für wie lange? Das ist abhängig davon, zu welchem Hauttyp du dich zählst:

- Hell (eher helle Hautfarbe, blond, blaue Augen): März-Mai: 10-20min, Juni-August: 5-10min, September-Oktober: 10-20min
- Dunkel (eher dunklere oder schnell bräunende Haut, brünettes bis schwarzes Haar, braune Augen): März-Mai: 15-25min, Juni-August 10-15min, September-Oktober 15-25min

Vor oder nach dieser Tageszeit doppelt so lange, wobei mittags ideal ist.

Wie erkenne ich einen Mangel?

Die Symptome sind auch hier wieder sehr unspezifisch und erstrecken sich von Müdigkeit über Depressionen bis hin zu Rückenschmerzen, um ein paar Beispiele zu nennen.

Was sollte ich sonst noch darüber wissen?

Ohne Calcium ist Vitamin D unwirksam, da Calcium Vitamin D zu den Zellen transportiert.

Wenn du Vitamin D supplementierst, ist dabei die Kombination mit den folgenden Nährstoffen wichtig:

Vitamin K2, da dieses für die Calciumverwertung zuständig ist. Hiervon gibt es wiederum mehrere Formen. Dein Produkt sollte Vitamin "K2 MK7 trans" (es gibt statt trans auch cis, welches im Körper keine Wirkung erzielt) beinhalten. Ein sinnvolles Mischverhältnis dieser beiden Vitamine wäre z.B. 1.000 IE Vitamin D mit 50µg Vitamin K2MK7 (oder 5.000 IE D mit 200µg K2). Wenn das durch die Einnahme von Vitamin D nun besser aufgenommene Calcium nicht entsprechend verwertet werden kann (durch die Unterstützung von Vitamin K), können durch Calciumablagerungen Gefäße und Organe verkalken. Vitamin K2 kann – ähnlich wie Vitamin B12 – im Darm gebildet, jedoch von vielen Menschen von dort aus nicht aufgenommen werden. Es kann auch von Vitamin K1, welches in vielen Gemüsesorten enthalten ist, gebildet werden. Jedoch muss hier der Spiegel wirklich richtig hoch liegen und die Umwandlungsrate ist auch ungewiss. Hier wieder gerne auch Vitamin K (1+2) im Blut checken und mit dem Doc besprechen. Insbesondere wenn du Blutverdünner nehmen solltest, bitte nicht einfach – und vor allem nicht Vitamin K – supplementieren!

Magnesium, damit Vitamin D in seine wirksame Form im Körper umgewandelt werden kann (400mg). Es wirkt wehenhemmend, wodurch es in der Schwangerschaft gezielt in höherer Menge als Therapie eingesetzt wird. Jedoch ist dies nicht in jedem Stadium wünschenswert, also bitte besprich dies unbedingt mit deinem Gynäkologen!

Da Vitamin D überdosiert werden kann achte darauf, dass du nicht zu viel erwischst. Unter anderem wird dann der Calciumspiegel im Blut gesenkt, was die Knochenbruchneigung wiederum erhöht. Überdosis-Symptome treten erst auf, wenn du über einen längeren Zeitraum täglich mehr als 10.000 IE in Form von Nahrungsergänzung zu dir nimmst.

Mineralstoffe & Spurenelemente

Im Gegensatz zu Vitaminen sind Mineralien anorganische Stoffe, die die Wirksamkeit von Vitaminen unterstützen.

An dieser Stelle möchte ich die *Schüssler Salze* als kleine Helferlein erwähnen. Sie öffnen bei Störungen die Zellen für die Aufnahme der jeweiligen Mineralstoffe, die wir mit der Nahrung zuführen. Von den Spurenelementen brauchen wir, wie der Name schon sagt, nur Spuren und keine Unmengen. Für einen funktionierenden Stoffwechsel benötigen wir alle Elemente, selbst Arsen. Da dieses, um gleich bei dem Beispiel zu bleiben, jedoch auch Schaden anrichten kann (worauf ich immer wieder eingehe), müssen wir mit der Aufnahme sparsam sein. Um den Rahmen nicht zu sprengen, gehe ich in diesem Kapitel nur auf die als kritisch betrachteten und besonders wichtigen Mineralien ein.

Bei der Frage, wie du den jeweiligen täglichen Bedarf decken kannst, sei Folgendes angemerkt: Es liest sich auf den ersten Blick viel an Menge. Die Angaben sollen dir zunächst ein Gefühl dafür vermitteln, wieviel wovon wo drinsteckt. Unser Körper hat ein ausgeklügeltes System an Puffer, Speicher und Reserven, er kann sich einiges einteilen und du wirst keinen Mangel erleiden, wenn du an einem Tag nicht all das verspeist hast. Mit dem Verzehren von z.B. auch mal Grün statt Wurzel (wie z.B. von Möhren), Fermentiertem, den besprochenen Superfoods, Einweichen und / oder Ankeimen von Getreide, Hülsenfrüchten, Nüssen und Samen, Entsaften von Obst, Gemüse und Grünzeug kannst du auf ganz einfache Weise schummeln und noch viel mehr Nährstoffe als aus den bekannten Varianten in den Angaben beim jeweiligen Nährstoff herausholen. Sollte dir das alles zu umständlich oder unsicher sein, dann kannst du es dir noch einfacher machen, indem du ein ganz natürliches Nahrungsergänzungsmittel wählst und damit deine ansonsten möglichst ausgewogene Ernährung bereicherst und Nährstoffzufuhr sicherstellst.

Eisen

Wie viel und wofür?

Der Eisenbedarf ist während der Schwangerschaft verdoppelt, du brauchst jetzt davon 30mg pro Tag – im Vergleich zu 10-15mg vor der Schwangerschaft. Veganer haben einen höheren Eisenbedarf, da es aus pflanzlichen Quellen nicht so gut aufgenommen werden kann wie aus Tierischen, also rechnen wir einen Sicherheitszuschlag vom Faktor 1,8 dazu – also 30x1,8=54mg. Ein Mangel kann dein Zwergi schädigen und zu einer Früh- oder Fehlgeburt, auch zu geringem Geburtsgewicht führen. Eisen ist Bestandteil von Hämoglobin, wichtig für Sauerstoffversorgung der Organe & Muskeln, Blutbildung, Entwicklung des kindlichen Gehirns und es fungiert außerdem als Katalysator für zahlreiche Enzyme für Funktionen z.B. in Hormonsystem, DNA, Immunsystem und Nervensystem.

Zwischen der 24. und 28. Woche –- hier findet der größte kindliche Wachstumsschub statt – sinkt der Eisenspiegel auf seinen Tiefpunkt. Auch durch das Mehr an Flüssigkeit in der Blutbahn ergibt sich eine gewisse Blutverdünnung, wodurch der Hämoglobinwert (Blutfarbstoff) absinkt. Der Hämatokrit-Wert (Anteil der roten Blutkörperchen, zuständig für Sauerstofftransport) hingegen bleibt ziemlich stabil. Im letzten Schwangerschaftsdrittel sind Mischköstlerinnen weniger häufig von einem Mangel betroffen als Schwangere, die keine tierischen Produkte zu sich nehmen. Ist dies nun zwingend ein Minuspunkt für Pflanzenfresserinnen? Nein, denn Werte eher im unteren Bereich können im Zusammenhang mit Infektionskrankheiten sogar positiv bewertet werden, da Krankheitserreger Eisen an sich binden. Wenn also eine leichte Anämie vorliegt, können Mikroben nicht wachsen. Eisen aus natürlichen Pflanzen kann man auch nicht überdosieren, aus tierischen Quellen schon. Der Eisenspiegel nimmt in der Schwangerschaft auch automatisch ab, der Körper scheint sich gegen eine mögliche Überdosis schon zuvor abzusichern. Dies ist besonders kurz vor der Geburt der Fall, um das Infektionsrisiko während der Geburt gering zu halten. Dennoch würde ich den angegebenen Mehrbedarf an Eisen beachten.

Bitte nicht einfach auf Verdacht Eisen supplementieren! Wenn deine Blutwerte okay sind, brauchst du es nicht zu ergänzen, denn es kann in dem Fall sogar schädlich sein, zu niedrigem Geburtsgewicht deines Kindes oder Frühgeburt führen und was dich betrifft das Risiko für Bluthochdruck erhöhen. Wenn du einen Eisenbooster brauchst, kannst du auch einen Kräuterblutsaft in Betracht ziehen. Den gibt es sogar im Drogeriemarkt sowie Produkte, die speziell für die Bedürfnisse von Schwangere zusammengestellt sind. Check einfach die Etiketten ganz genau und berate dich mit deinem Doc.

Ich muss gestehen, ich habe in meiner Schwangerschaft nicht sonderlich auf meine Eisenaufnahme geachtet und mein Arzt hat es mir nach der Geburt intravenös verpasst. Danach habe ich Kräuterblutsaft genommen und dann recht bald mit Grünen Smoothies begonnen. Bei der nächsten Blutuntersuchung, als das Baby schon knapp ein Jahr alt war, hatte ich Top-Werte, wofür ich das Grün aus meinen (Wild-)Kräutern und Blattgemüsen verantwortlich mache. Natürlich war mein Bedarf nicht mehr ganz so hoch, doch immerhin hatte ich schon nach drei Monaten wieder meine Periode und habe noch gestillt. Du siehst – Grün bringt's!

<u>Wo ist es zu finden?</u>

Es werden zwei Arten von Eisen unterschieden: Hämeisen (Fe2+) und Nicht-Hämeisen (= Eisensalze, Fe3+), welches in pflanzlichen Nahrungsmitteln vorkommt. Beispiele für pflanzliche Quellen sind: Sonnenblumenkerne, Melasse, Haferflocken, Süßlupine, Hülsenfrüchte, Petersilie, grüne Gemüse wie Pak Choi oder Brokkoli, Ampfer u. Petersilienwurzel, gelbe Rübe, auch Wildgemüse wie Brennnessel, Kräuter, getrocknetes Obst wie Feigen oder auch Backpflaumen(saft), Vollkorngetreide, Nüsse wie Paranüsse, auch Mandeln und Pistazien, Kakao, Hirse, Algen, Quinoa, Amarant, Buchweizen und rotes Obst wie Beeren, etc. Dass Spinat als Nummer-Eins-Eisenlieferant gelten soll hat vielleicht bei Popeye funktioniert, war aber ein Tippfehler in einer Nährwerttabelle. Er enthält schon Eisen, aber längst nicht so viel wie die meisten vermuten. Hier möchte ich noch einen Extrapunkt anführen: das Grün von vielen Gemüsen wie z.B. jenes von Möhren oder roter Beete. Es enthält ein Vielfaches an Eisen (auch anderen Nährstoffen) im Vergleich zu dem Teil, den wir als rote Beete für gewöhnlich verzehren. Der Körper kann Eisen übrigens besonders gut in flüssiger Form als Saft aufnehmen. Die Einnahme von Gänsefingerkraut (in Rücksprache mit Hebamme oder Doc) kann die Eisenaufnahme unterstützen.

<u>Wie kann ich meinen Tagesbedarf decken?</u>

55mg Eisen bekommst du beispielsweise, wenn du an einem Tag verteilt Folgendes zu dir nimmst: 100g Haferflocken (Vollkorn), 100g Spinat (roh), 200g

Linsen, 100g Pistazien, 100g Brennnessel, 100g getrocknete Aprikosen, 10g Petersilie (getrocknet) und 100g Paprika.

Wie erkenne ich einen Mangel?

Solltest du trockene Haut bekommen, spröde Haare und Nägel oder auch rissige Mundwinkel, Schleimhautveränderungen im Mund und der Speiseröhre feststellen oder ein Brennen an der Zunge verspüren, könnte dies auf einen Mangel hinweisen.

Was sollte ich sonst noch darüber wissen?

Eisen wird besser aus tierischer Nahrung (20% aus Fleisch) aufgenommen als aus Pflanzlicher (3%). Sind die Eisenspeicher leer, wird mehr Eisen aufgenommen, als wenn sie voll sind. Der Körper reguliert das auch in die andere Richtung und schützt sich, wenn zu viel Eisen zugeführt wird. Dann wird weniger Eisen aus dem Darm resorbiert.

Wenn man eisenreiche Lebensmittel mit Vitamin-C-haltiger Nahrung wie etwa Obst und Gemüse kombiniert, kann die Eisenaufnahme um das Fünffache verbessert werden. Hier erzielen bereits einige Spritzer Zitronensaft übers Essen, ein Glas Orangensaft davor oder eine rohe Paprika dazu schon den ausreichenden Effekt. Nahrungsmittel die sowohl Eisen als auch Vitamin C enthalten sind z.B. Mandeln, Aprikosen, Datteln, Weinbeeren, Fenchel, rote Beete, Kichererbsen, Glasnudeln, Kakaopulver, Hirse, Sesam, Brennnessel und Petersilie. Eine weitere Möglichkeit, die Eisenaufnahme zu unterstützen, ist die Kombination mit fermentierten (z.B. Miso), säure- oder schwefelhaltigen (z.B. Sonnenblumenkerne) Lebensmitteln.

Phytate (Nüsse, Samen, Getreide), Phosphate (Limonaden), Phospholipide (Eigelb – ist zwar keine Pflanze, ich zähle es der Vollständigkeit halber dennoch auf) und Tannine bzw. Gerbsäure (Schwarztee) bilden mit Eisen unabsorbierbare Komplexe. Als Eisenräuber wirken Oxalat (Spinat), Fluor, Lignin, Chlorogensäure (Kaffee), Polyphenole (Tee, Kaffee), Calciumsalze und Milch. Also all diese, wenn du knapp mit Eisen dran bist, meiden bzw. wenn, dann nicht gleichzeitig mit eisenreichen Mahlzeiten aufnehmen. Studien ergaben, dass die Eisenbilanz selbst durch große Mengen Phytat nicht negativ beeinflusst wird, wenn man Eisen in relativ hoher Menge (14-26 mg/Tag) zuführt. Bitte besprich eine etwaige

Einnahme von Eisenpräparaten mit deinem Arzt. Idealerweise rät er dir erst dazu, wenn du erste Anämiesymptome aufweist, da ein Eisenüberschuss Zinkmangel begünstigt. Beides nimmt den gleichen Transportweg im Körper und somit wäre die Zinkaufnahme über die Darmschleimhaut blockiert. Außerdem solltest du Eisen nicht gleichzeitig mit Calcium supplementieren und es verträgt sich nicht so gut mit Arzneimitteln und Medikamenten. Aber sonst ist alles ganz einfach ☺. Unser Körper ist super klug, kann viel puffern, ausgleichen, umwandeln, usw. – normalerweise musst du all dies nicht zu streng nachmachen, doch können diese Kniffe helfen, einen latenten Mangel, also wenn du etwas knapp dran bist, auszugleichen und die Eisenaufnahme bzw. -Versorgung verbessern.

Zink

Wie viel und wofür?

Nun brauchst du täglich 10mg Zink, also 3mg mehr im Vergleich zu vor der Schwangerschaft. Als Bestandteil vieler Enzyme unterstützt Zink zahlreiche Prozesse im Körper und ist z.B. wichtig für Zellwachstum, Wundheilung, Immunabwehr und Wachstum des Babys.

Wo ist es zu finden?

Der erhöhte Zinkbedarf ist in der Schwangerschaft durch pflanzliche Quellen wie Sesam, Hafer, Samen (z.B. gekeimte Sonnenblumenkerne), Nüsse, Mandeln, Kokosnuss, Avocado, Pilze, Quinoa, Erdnüsse, Grünkohl, Kürbiskerne, Hülsenfrüchte wie Kichererbsen, Cerealien, etc. (ähnlich wie bei Eisen) zu decken. Zwar ist deren Bioverfügbarkeit nicht so hoch wie jene aus tierischen Quellen, doch kann das Verspeisen von gekeimtem Getreide (oder Sauerteig) bzw. auch das Ankeimen von Hülsenfrüchten & Samen, die Aufnahme von Fermentiertem oder Hefe im Brot (je nach Verträglichkeit) die Zinkaufnahme pflanzlichen Ursprungs erhöhen.

Wie kann ich meinen Tagesbedarf decken?

Mit 100g Haferflocken, 50g Paranüssen, 100g geschälter Hirse, 15g Kürbiskernen.

Wie erkenne ich einen Mangel?

Neben den üblichen Verdächtigen wie Müdigkeit & Co. gesellen sich hier noch Wundheilungsstörungen, trockene und schuppige Haut sowie Akne und Haarausfall als potenzielle Symptome dazu.

Was sollte ich sonst noch darüber wissen?

Veganerinnen weisen in der Regel einen niedrigeren Zinkspiegel als Mischköstlerinnen auf und sollten daher besonders auf eine ausreichende Zufuhr achten, wobei anzumerken ist, dass sich der Verdauungstrakt dem erhöhten Bedarf auch anpasst. Dies gilt ebenfalls für andere Spurenelemente und Mineralstoffe wie zum Beispiel Calcium.

Phytate, Polyphenole, Oxalate, Eisenpräparate und Industriezucker hemmen die Aufnahme. Also Tee, Kaffee und Co. lieber zwischen den Mahlzeiten trinken, um die Aufnahme nicht zu beeinträchtigen.

Zink wird in der Schwangerschaft besser absorbiert. Zudem sind Kombinationen mit säurehaltigen Lebensmitteln wie Tomatensauce oder Zitronensaft sinnvoll, da sie ebenfalls die Aufnahme unterstützen. Bei Getränken aus verzinkten Gefäßen kann eine akute Zinkvergiftung auftreten.

Iod

Wie viel und wofür?

Schon ab dem ersten Schwangerschaftsmonat brauchst du mehr davon – zusätzliche 50µg zu deinen üblichen 200µg (Anmerkung: die Empfehlungen liegen international weit auseinander). Unter anderem dafür, dass deine Schwangerschaft glatt und komplikationslos verläuft. Die Schilddrüse produziert nun ca. 50% mehr Schilddrüsenhormone, was auch deinen Verbrauch in die Höhe treibt. Zusätzlich geht auch die kindliche Schilddrüse selbst in Produktion. Iod als Baustein für die Schilddrüsenhormone ist wichtig für den Stoffwechsel von Makronährstoffen, außerdem für Wachstum, Gehirn und Knochen. Ein Mangel kann zu Fehlgeburt sowie zu Störungen in der geistigen und körperlichen Entwicklung des Kindes führen, wie etwa Taubheit, Kleinwuchs oder aber auch zu Schilddrüsenfunktionsstörungen. Er lässt sich über eine Urinprobe feststellen.

Wo ist es zu finden?

Die bei uns übliche Quelle aufgrund der iodarmen Böden ist mit Iod versetztes Speisesalz. Jedoch solltest du beim Salzkauf darauf achten, Bio-Salz ohne Rieselhilfe zu nehmen, da darin gesundheitlich bedenkliche Stoffe enthalten sein können. Achtung, Meersalz ist oft nicht iodiert. Wirf hier einfach noch einen genaueren Blick aufs Etikett oder wähle ein Exemplar, das mit Meeresalgen versetzt ist.

Algen können eine hervorragende Iodquelle sein. Zudem liefern sie zusätzlich noch Proteine, wobei zu beachten ist, dass der Iodgehalt sehr starken Schwankungen unterliegt und somit auch eine Überdosierung, die zu Schädigungen führen kann, möglich ist. Die tolerierbare und somit nebenwirkungsfreie Obergrenze liegt je nach Organisation bzw. Herausgeber zwischen 600µg und 1000µg. Dulse und Kelp sind gute Quellen, auch Nori (z.B. verwendet für Maki) schwankt nicht so stark. Du kannst sie ruhig regelmäßig in deinen Speiseplan einbauen. Die Braunalge Blasentang ist an sich eine gute Iodquelle und wird gerne als Präparat zur Nahrungsergänzung verwendet. Jedoch ist es bei der Supplementierung wichtig, auf die richtige Einstellung des Iodgehalts zu achten, um eine Überdosierung nicht zu riskieren. Außerdem sollte das Produkt schadstoffgeprüft sein (Schwermetalle). Vorsicht ist bei Hiziki geboten, da sie extrem hohe Iodmengen beinhalten kann. Wakame kann ab und zu, jedoch nicht täglich gegessen werden. Mikroalgen werden übrigens in Süßwasser gezüchtet (und haben kein Iod), während Makroalgen im Meer wachsen und eben auch Iod enthalten. Etwas Iod ist auch in Wasser, Gemüse, Pilzen, Apfelkernen und Hülsenfrüchten zu finden.

Wie kann ich meinen Tagesbedarf decken?

Der Iodbedarf ist in der Schwangerschaft um 15% erhöht und ist laut offiziellen Empfehlungen über 3/4TL iodiertes Speisesalz, das auch in industriell hergestellten Lebensmitteln wie zum Beispiel Brot enthalten ist, und iodhaltiges Mineralwasser (ohne Kohlensäure) leicht zu decken. Jetzt liegt es an dir zu entscheiden, ob du dem Meeresgemüse lieber Industriesalz vorziehen möchtest.

Wie erkenne ich einen Mangel?

Einen Mangel kannst du auch an Reizbarkeit, depressiver Stimmung und Lustlosigkeit erkennen und etwas deutlicher an Verstopfung.

Was sollte ich sonst noch darüber wissen?

Hemmend wirkt Nitrat (z.B. in roter Beete oder Salat, wobei die dadurch aufgenommene Menge vernachlässigbar gering ist). Sollte deine Iodversorgung sehr knapp sein, können kropffördernde Substanzen z.B. in Süßkartoffeln, Sojabohnen und Kohlgewächsen die Bioverfügbarkeit deiner Iodquelle(n) mindern, also in diesem Fall solltest du auf diese Nahrungsmittel verzichten. Besprich eine etwaige Supplementierung mit deinem Arzt.

Hier noch zwei interessante Infos zu meiner Lieblings-Iodquelle, den Algen: Wusstest du, dass jedes zweite Sauerstoffmolekül, das du einatmest, ein Produkt aus der Algenphotosynthese ist? Uuuuund, dass dieses Wundergewächs bis zu 30-mal schneller wächst als Landpflanzen (was für die Nährstoffversorgung der wachsenden Bevölkerung sehr interessant ist)?

Calcium

Wie viel und wofür?

Eine Calcium-Unterversorgung geht zu Lasten deiner (Knochen-)Gesundheit, während es für dein Baby keine Gefahr darstellt, wobei der Bedarf im letzten Drittel nochmal ansteigt. Eine Abweichung vom Normbereich kann auch ein Hinweis auf eine hormonelle Störung sein. Du brauchst jetzt 1200mg davon, im Vergleich zu den 900mg davor.

Wo ist es zu finden?

Viele Produkte der Nahrungsmittelindustrie, wie zum Beispiel Pflanzendrinks, sind mit Calcium angereichert. Checke einfach das Etikett. Außerdem kommt es natürlich in Nüssen wie z.B. Mandeln, Haselnüssen oder Paranüssen, ansonsten in Amarant, Sesam (leider ganz schlechte Absorptionsrate, doch da er so häufig in dem Zusammenhang aufgezählt wird, führe ich ihn auch an), grünen Gemüsen (z.B. Brokkoli, Wirsing, Kohl), schwarzer Melasse, Bohnen, Hülsenfrüchten, Trockenfrüchten und Mineralwässern vor, wobei ein guter Richtwert min. 150mg

Calcium pro Liter ist. Der Körper kann aus den meisten Nahrungsmitteln ca. 30% Calcium absorbieren, bei grünem Gemüse sind es 50%. Die asiatische Bevölkerung, die bekanntlich nur sehr selten (wenn überhaupt) Milchprodukte konsumiert, nutzt gerade diese Gemüse seit vielen Jahrtausenden, um höchst erfolgreich ihren Calciumbedarf zu decken. Es gibt noch einen guten Lieferanten in einer andere Farbe, nämlich Rot: Die Rotalge Lithothamnium calcareum, die den Mineralstoffgehalt schon in ihrem Namen trägt. Auch wird sie gerne Pflanzendrinks zugesetzt.

Wie kann ich meinen Tagesbedarf decken?

Deinen Tagesbedarf kannst du z.B. stillen mit: 50g Sesammus, 100g Rucola, 100g Grünkohl (roh), 100g Haselnüsse, 200g Pak Choi, 150g weiße Bohnen und einem guten Liter angereichertem Mineralwasser (am besten ohne Kohlensäure).

Wie erkenne ich einen Mangel?

Wenn deine Muskeln schmerzen und krampfen kann dies eine Mangelerscheinung anzeigen, auch Anfälligkeit für Erkältungen (wobei die Infektionsanfälligkeit nun sowieso erhöht ist) sowie Taubheits- u. Kribbelgefühle.

Was sollte ich sonst noch darüber wissen?

Es gibt zwei *Antinährstoffe*, die die Aufnahme von Calcium negativ beeinflussen:

- Oxalsäure befindet sich z.B. in Mangold, Rhabarber, Spinat und älteren (im Sinne von nicht jung bzw. frisch) Wildgemüsen oder Wildkräutern. Diese Nahrungsmittel beinhalten zwar auch Calcium, doch das bringt aufgrund der Senkung der Resorptionsrate nichts.

- Phytinsäure ist der zweite Hemmstoff, enthalten z.B. in Vollkornprodukten. Diese kann jedoch durch Einweichen bzw. Keimen vermindert werden.

Auch durch Übersäuerung (z.B. durch Zucker, Kaffee, Fertigfutter, Stress) werden Mineralstoffe wie Calcium aus z.B. den Knochen gezogen, um den PH-Wert des Blutes halten zu können, was unter anderem zu einem Calcium-Mangel führen kann.

Der *Darm* reagiert auf eine eventuelle mangelhafte Zufuhr mit erhöhter Absorptionsrate, wobei ich dazusagen möchte, dass die prozentuale Aufnahme bei steigender mengenmäßiger Calcium-Aufnahme absinkt. Außerdem wirken *basenbildende* Obst- u. Gemüsesorten der Ausscheidung (und dem Abbau von Knochen) entgegen.

Die *Calcium*-Bioverfügbarkeit von grünen Gemüsen liegt sehr hoch. Jene von Brokkoli bei ca. 60%, von Pak Choi bei 50% und von Grünkohl bei 49%. Selbst das Calcium aus Tofu (wenn dieser mit Calciumsulfat als Gerinnungsmittel hergestellt wurde) wird recht gut resorbiert, nämlich genauso gut wie aus Milchprodukten (31%). Überraschend ist dies deshalb, weil Sojabohnen ein relativ hoher Oxal- und Phytinsäuregehalt nachgesagt wird, was die Resorption von Calcium hemmen müsste. Doch das ist offensichtlich nicht der Fall. Daher ist allein ein bestimmter Oxalsäure- und/oder Phytinsäuregehalt nicht dazu geeignet, um von vornherein die (Calcium-)Bioverfügbarkeit eines Lebensmittels beurteilen zu können.

Die mögliche Erhöhung der Calcium-Ausschwemmung bei Konsum tierischer Produkte geht somit bei Veganerinnen mit einem niedrigeren Calcium-Bedarf einher (bei gesunder und nicht allzu säurehaltiger im Sinne von nicht basischer Ernährung), da sie diese Nahrungsmittel ohnehin nicht zu sich nehmen bzw. Calcium aus pflanzlichen Quellen besser absorbiert werden kann. Die Aufnahme von Phosphat und Kochsalz sorgt übrigens auch für Calcium-Ausschwemmung. Werdende Mamas nehmen es immerhin besser auf.

Wichtig für die Versorgung ist auch eine *ausreichende Aufnahme* von Vitamin D und Proteinen. Außerdem brauchen wir Magnesium, am besten in Form von Magnesiumchlorid, um Calcium aufnehmen und speichern zu können. Vitamin C, K sowie Kalium unterstützen ebenfalls die Calcium-Aufnahme.

<u>Bonus: Magnesium</u>

Einen Bonus-Mineralstoff möchte ich dir an dieser Stelle noch wie eben erwähnt mit anführen. Sein Spiegel sinkt bei schlechter Ernährung mit Fertigfutter & Co.: Magnesium. Es ist wichtig für die Skelettbildung deines Babys und hüpft in die Höhe, wenn du deinen Körper mit Nüssen, Mandeln, Samen, Hülsenfrüchten, Bananen, Datteln, Feigen und Grün fütterst. Auch solltest du diesen Mineralstoff ins Auge fassen, wenn du unter Wadenkrämpfen leidest und vielleicht vorzeitige

Wehen hast (dann brauchst du unter Absprache mit deinem Arzt eher ein Supplement, als ein paar Bananen). Es erweitert deine Gefäße und wirkt zudem Verstopfung entgegen.

Exkurs: Blei

Im Zusammenhang mit Calcium möchte ich noch kurz auf das Thema Blei eingehen, mit dem wir alle mehr oder weniger in Berührung kommen. Es gelangt über Wasser, Boden, Staub, Luft und folglich auch Lebensmittel in unseren Körper. Wenn du nun schwanger bist (oder an Osteoporose leidest) und Knochenmasse abbaust, gelangt das dort abgelagerte Blei ins Blut. Ein weiterer Faktor, echt doof gerade in dieser Lebensphase, ist, dass du durch die fehlende Monatsblutung weniger davon entgiften kannst. Solltest du adipös sein (also ca. 40kg an Zuviel mit dir rumschleppen), ist noch mehr davon in deiner Blutlaufbahn unterwegs. Nun steigt im 2.+3. Trimester die Absorption von Calcium um 60-70% an. Falls das noch immer nicht reicht, weil du einfach zu wenig davon in deiner Nahrung dabeihast, wird das Calcium in deinen Knochen angezapft. Sobald das Calcium aber aus deinen Knochen rauskommt, wodurch die Knochenmasse abgebaut wird, wird auch das Blei frei. Wenn du dich ab SSW 20 darum kümmerst, gute Mengen an Calcium zu dir zu nehmen, verringert sich der Bleispiegel in deinem Blut (Supplementierung bitte mit deinem Arzt besprechen, das kann nämlich ins Gegenteil kippen und den Bleispiegel wieder erhöhen, da der Körper dann die Resorptionsrate wieder runterfährt). Zusammenfassend gesagt. Achte darauf, genug Calcium in Form von natürlichen Nahrungsmitteln oder calciumhaltigen Wässern aufzunehmen, dich möglichst von stark umweltverschmutzten Gegenden und Minengebieten fernzuhalten und nicht zu rauchen.

Außerdem wäre es (sowieso) gut, deinen Salzkonsum einzuschränken, vor allem, falls du mit der Calciumaufnahme eher knapp dran bist.

Zusammenfassung

Die nachstehende Tabelle stellt den Nährstoff-Mehrbedarf in der Schwangerschaft dar sowie vegane Bezugsquellen inkl. Kennzeichnung, ob die Versorgung mit dem Jeweiligen als

- kritisch (dunkelgrau)

- sicher (hellgrau)
- mittel (mittelgrau), sozusagen bedürftig an einem gewissen Maß an Aufmerksamkeit

für die vegane Ernährung gilt. Dies hängt nicht zwingend von der Vielfalt an veganen Quellen ab, sondern auch von den darin enthaltenen Mengen.

Nährstoff	**Mehrbedarf**	**Beispiele für vegane Quellen**
Protein	21-23%	Hülsenfrüchte, Haferflocken, Nüsse, , Kohl, Pilze, (Pseudo-)Getreide, Spirulina
Omega-3-Fettsäuren	20%	Leinsamen, Walnüsse, Hanfsamen und Öle daraus, Grünzeug, Mikroalgen
Vitamin A	38%	Buntes Obst & Gemüse (z.B. Brokkoli, Aprikose, Karotte, Spinat)
Vitamin B1,2,3	15-25%	Vollkornprodukte, Nüsse, Hülsenfrüchte, Kartoffel, Weizenkeime
Vitamin B6	58%	Hülsenfrüchte, Vollkorngetreide, Kohl, Avocados, Bananen, Walnüsse
Vitamin B12	17%	Potenziell: Chlorella, Quinoakeimlinge
Vitamin D	0%	Lichen, Sonne, Champignons
Vitamin B9 (Folsäure)	50%	Hülsenfrüchte, Vollkorngetreide, grünes Gemüse wie Spinat oder Fenchel, Kohl, Nüsse, Zitrusfrüchte, Tomaten, Beeren
Eisen	100%	Melasse, Haferflocken, Süßlupine, Hülsenfrüchte, Petersilie, dunkelgrünes Blattgemüse, Wildgemüse, Kräuter, Trockenfrüchte, Vollkorngetreide, Nüsse, Sonnenblumenkerne, Hirse, Buchweizen
Iod	15	Algen, Apfelkerne, iodiertes Mineralwasser

Calcium	0%	Nüsse, Sesam, grünblättriges Gemüse, Bohnen, Hülsenfrüchte, Trockenfrüchte, Carobpulver
Zink	43%	Keime, Vollkorngetreide, Samen, Nüsse, Hülsenfrüchte

Kritische Nährstoffe vegane Schwangerschaft

Wie du siehst, liegt das meiste im grünen Bereich, kommt also ausreichend in pflanzlichen Lebensmitteln vor.

Vitamin B12 ist und bleibt kritisch, wobei es hier potenzielle natürliche Lieferanten wie Chlorella und Quinoakeimlinge gibt. Bitte hier immer streuen und mehrere Quellen (inkl. Supplement) verwenden. *Vitamin D* betrifft eigentlich die gesamte in unseren Breitengraden lebende Bevölkerung. Nichtsdestotrotz ist es wichtig, also bitte organisiere dir eine Vitamin D3-Quelle, bzw. lass dich – sofern du es jetzt verträgst – von der Sonne streicheln.

Eisen und Calcium sind Mangelware, was auch Studien belegen. Wenn du die aufgezählten Lebensmittel regelmäßig konsumierst und gute Kombinationen zu dir nimmst, brauchst du dir hier keine Sorgen zu machen, wobei du regelmäßig, wie schon erwähnt, Eisen und Vitamin B12 via Bluttest kontrollieren solltest. *Iod* liegt hier zwar im grünen Bereich, falls du jedoch auf jodiertes Speisesalz verzichten möchtest, bedarf es hier gewisser Aufmerksamkeit.

Ich möchte dich gerne an eine Nahrungsmittelgruppe erinnern: *Sprossen und Gräser*. Getreidekeimlinge enthalten reichlich Vitamine der B-Gruppe, sowie Magnesium, Phosphor und Eisen. Hülsenfruchtkeimlinge sind gute Quellen für hochwertiges Eiweiß, Vitamin C, und Biotin sowie Phosphor, Kalium, Magnesium und Calcium. An dieser Stelle komme ich nochmal kurz auf ein wahres Superfood für Schwangere zurück: die *Chlorella*-Alge. Die darin enthaltene Folsäure, Vitamin B12 und Eisen weisen eine hohe Bioverfügbarkeit auf. Vor allem Rohköstler scheinen das darin enthaltene Vitamin B12 noch besser aufnehmen zu können. Dennoch wird das Thema weiterhin erforscht und ich möchte dich – egal ob du rohköstlich unterwegs bist oder nicht – wiederholt darauf hinweisen, dich nicht nur auf eine (Vitamin-B12-) Quelle zu verlassen.

Greife *regelmäßig auch zu folgenden Nahrungsmitteln*: Min. 3x/Woche Hülsenfrüchte, besser noch täglich, damit hast du schon mal einen guten Anteil an Proteinen und Eisen abgedeckt, grüne Blattgemüse möglichst roh, auch Saaten wie Chiasamen und Nüsse (hier auf Qualität achten, sie können auch schwermetallbelastet sein) liefern hochwertige Fette. Soja ab und zu je nach Verträglichkeit gerne auch fermentiert genießen und insbesondere Gluten gar nicht oder in Maßen, das gilt auch für den Nährstoffräuber Zucker und Salz. Weiters ist es immer besser, Nussmilch und Brot selbst herzustellen als industriell zu kaufen bzw. zumindest abzuwechseln, wenn du die Drinks als zusätzliche Vitamin B12-Quelle nutzen möchtest. Natürlich wäre es grundsätzlich hilfreich, wenn du gute Geräte wie Mixer, Entsafter und Dörrgerät anschaffst, doch auch ohne diese ist eine gesunde Ernährung ohne weiteres möglich.

Auf einige Supplemente bin ich bereits bei den jeweiligen Nährstoffen eingegangen. Allgemein möchte ich noch kurz etwas zum Timing sagen, damit sie ihre Wirkung auch optimal entfalten können.

- Folat, Iod, DHA, B12 – hier ist es nicht so wichtig, wann oder womit sie zugeführt werden, nur, dass sie bei Mangel ergänzt werden.
- Calcium ergänzt du am besten während einer Mahlzeit und achtest auf eine nicht zu hohe Eisenaufnahme.
- Eisen idealerweise zwischen den Mahlzeiten und mit Vitamin C gemeinsam aufnehmen.

Blutwerte

Bevor du deine Ernährung großartig umstellst, lass doch mal dein Vitamin B12, D und Eisen im Blut ansehen. Viele Unzulänglichkeiten kann man schon alleine mit Ernährung abdecken, es gibt mittlerweile auch schon gute vegane und super bioverfügbare Eisenpräparate (z.B. Kräuterblutsaft). Der Körper kann Vitamine und Mineralstoffe aus natürlichen Quellen immer besser aufnehmen, da die Natur viele Synergien bietet.

Optimalerweise lässt du ein großes Blutbild mit folgenden Werten erstellen:

Vitamin B12

Am besten du lässt einen *Holo-Transcobalamin*-Test (kurz: Holo-TC-Test) durchführen (dies ist die aktive Form des Vitamin B12), zumindest Methylmalonsäure oder Homocystein (wenn dieser Wert erhöht ist, ist dies in Kombination mit niedrigem Vitamin-B12-Wert eine Indikation für Supplementierung) bestimmen, da ohne diesen der Vitamin-B12-Wert nicht aussagekräftig genug ist.

Eine andere Möglichkeit stellt der *MMA-Urintest* dar – er misst Stoffwechselprodukte. Wenn ein Nahrungsmittel den MMA-Spiegel senkt, sagt dies aus, dass es verwertbares Vitamin B12 enthält; somit gibt der Test die Vitamin-B12-Aktivität im Körper an.

Folsäure und Vitamin B12 hängen eng im Stoffwechsel zusammen, sind voneinander abhängig und beschreiten gemeinsame Hürden. Eine (zu) gute Versorgung mit Folsäure könnte einen Mangel an Vitamin B12 verdecken bzw. ist bei einem Vitamin B12-Mangel der Folsäurewert auch erhöht.

Vitamin D

Durch einen Bluttest beim Arzt (25-OH-Vitamin D3-Wert) oder ein Test-Kit für zu Hause (Stich in den Finger) kannst du deinen Wert checken.

Eisen

- Ferritin (Speichereisen)
- Transferrin (Eisentransport)
- Transferrinsättigung (Eisenbeladung des Transferrins)

Für die beste Aussagekraft lässt du alle drei Werte checken.

Beschwerden

Die eine oder andere Beschwerde kann deinen Schwangerschaftsverlauf mehr oder weniger stark beeinträchtigen. Ich gehe auch immer wieder auf naturheilkundliche Helferlein ein. Bitte besprich die Einnahme mit deinem

Gynäkologen oder deiner Hebamme.

An dieser Stelle möchte ich ätherische Öle und Gewürze aufzählen, die du vor der 36. Schwangerschaftswoche vermeiden bzw. mit Arzt oder Hebi besprechen solltest, da sie unter anderem Wehen auslösen können:

- Verbene (Eisenkraut)
- Basilikum
- Ingwer
- Japanische Minze
- Kampfer
- Kardamom
- Nelke
- Oreganum
- Thuja
- Zimt

Ich erwähne nachfolgend verschiedene ätherische Öle bei diversen Schwangerschaftsbeschwerden. Sei im Umgang und vor allem in der Dosierung damit sehr achtsam und halte gegebenenfalls Rücksprache mit Arzt oder Hebamme. Mehr dazu im Kapitel über ätherische Öle.

Du kannst in der Schwangerschaft bedenkenlos auf Schüssler Salze zurückgreifen. Solltest du primär aus gesundheitlichen Gründen zum Pflanzenfresser mutiert sein, kannst du auch die normalen Tabs (sie enthalten Milchzucker) aus der Apotheke holen, in Wasser auflösen, umrühren (z.B. mit Holzlöffel, Metall beeinträchtigt die Wirkung, so auch Zahnpaste), warten, bis sich der Milchzucker am Boden abgesetzt hat und dann trinken (und den Rest mit dem abgesetzten Milchzucker übriglassen). Die kleinen Streukügelchen (Globuli) sollten vegan sein, es gibt auch flüssige Schüssler Salze, die meist in Ethanol gelöst und somit für Schwangere und Kinder nicht bzw. nur mit ärztlicher Rücksprache empfehlenswert sind. Auch Homöopathie (besser mit Beratung) und Bachblüten sind eine Möglichkeit, um verschiedene Wehwehchen zu lindern. Nicht nur zur Geburtsvorbereitung (ab Woche 37), auch bei Beschwerden wie Ischias- u. Beckenschmerzen, Übelkeit, Erbrechen, Kopfschmerzen oder Schlafstörungen kann Akupunktur helfen. Zur Homöopathie ist noch zu sagen, dass die gängige Anwendung 3 x täglich 5 Kügelchen sind, wobei du bitte gut auf die Signale deines Körpers achtest und die Behandlung gegebenenfalls beendest, wenn keine Besserung eintritt (oder die Symptome verschwunden sind). Bedenke außerdem, dass nicht alle homöopathischen Mittel vegan sind.

Übelkeit, Erbrechen

Es kann gut sein, dass diese zu deinen ersten Schwangerschaftssymptomen gehören. So lästig es ist, ist es doch gut, wenn du unter diesen Symptomen leidest, da dein Körper meist ca. in der 12. Schwangerschaftswoche eine Giftelimination vornimmt. Diese kannst du unterstützen mit (Wild-)Kräutern (gut waschen), Mikroalgen, rohen Früchten, Salaten, Gemüse, Kokosöl und viel Entspannung, Glück & Freude. Die Übelkeit beschützt dein Baby möglicherweise vor: Fleisch! Viele Frauen haben in dieser besonderen Phase eine regelrechte Fleisch-Aversion (ok, ich kenne auch – wie bei mir in SS 1 – Fälle, in denen es genau umgekehrt ist, aber was gilt schon für alle?). Verdorbenes Fleisch kann fruchtschädigend und außerdem von Bakterien, Viren und Schimmel befallen sein, was insbesondere in Bezug auf das herabgesetzte Immunsystem der Mama sehr ungünstig ist, da sich dieses jetzt nicht so gut wehren kann wie sonst. Was hat es eigentlich mit diesem herabgesetzten Immunsystem auf sich? Mutter Natur hat unser Immunsystem während der Schwangerschaft so eingerichtet, dass es sich nicht gleich gegen Fremdkörper wehrt, da auch das Baby ein solcher ist und sich Mama (meistens) freut, wenn dieses nicht vom Immunsystem abgestoßen wird und somit bleiben und wachsen darf.

Auch der Verzehr anderer Lebensmittel, die dir den Mageninhalt hochkommen lassen (vor allem wenn sie Tierprotein beinhalten), bringt verschiedene Risiken wie Fehlbildungen, Erbgutschädigungen oder Fehlgeburten mit sich.

<u>Das kann helfen</u>

- Globuli Nux Vomica D6
- Bei Erbrechen Schüssler Salze Nr. 2, 5, 7 und 1
- Vitamin B6
- Frischer Ingwer
- Wechsel des Eisenpräparats, falls du eines verordnet bekommen hast
- Eher einfachere und kleinere Mahlzeiten (wenig Vermischtes)
- Zwischen den Mahlzeiten ausreichend trinken (anstatt zu den Mahlzeiten)
- Vor dem Aufstehen etwas Knäckebrot oder eine Tasse Tee einnehmen
- Einschränkung deines Zuckerkonsums

- Ätherische Öle (Riechfläschchen): Bergamotte, Grapefruit, Mandarine, Neroli, Zitrone, Pfefferminze (Letztere auch als Tee)
- Reduktion von gesättigten Fettsäuren, da diese zu einem Östrogenanstieg führen, was wiederum Übelkeit begünstigen kann

Die gute Nachricht: in Studien wurde nachgewiesen, dass Frauen, die mit Schwangerschaftsübelkeit & Erbrechen zu kämpfen haben, weniger häufig Fehlgeburten erleiden.

Verdauungsbeschwerden

Da in der Schwangerschaft die Organe zusammengequetscht werden – es wird ja recht eng in der Bauchregion – leiden viele Schwangere an Verstopfung aufgrund der Darmträgheit, die auch durch das beruhigende Hormon Progesteron ausgelöst wird. Bitte presse nicht am Klo, als würdest du gleich dein Kind bekommen. Das wirkt sich eher ungünstig auf deinen Beckenboden aus (und kann Gebärmutter oder Blase senken). Um dem noch extra vorzubeugen, öffnest du am besten selbst bei leichtem Druck etwas den Mund, das entlastet den Beckenboden.

<u>Das kann helfen</u>

- Ballaststoffe in Form von Leinsamen, Chiasamen, Flohsamenschalen oder Agar-Agar
- Ausreichende Trinkmenge
- Cassia Fistula: Diese Schote beinhaltet kleine Plättchen mit einer Lakritz artigen Masse, wirkt verdauungsregulierend und entgiftend (sie bindet das im Körper herumschwirrende Gift und transportiert es ab). Beginne, täglich 2 x 1 Plättchen zu lutschen. Falls sich nichts tut und du das Gefühl hast, sie gut zu vertragen, kannst du steigern auf max. 3 x 2 (oder 2 x 3) Plättchen am Tag.
- 2-3 Stück Pflaumen oder Aprikosen über Nacht in etwas Wasser eingeweicht morgens verzehren – inkl. Einweichwasser
- Magnesium (je nach SS-Phase!)
- Bewegung vorzugsweise an der frischen Luft
- Schüssler Salze Nr. 7, 8 und 10
- Vermeide Stopfendes wie Reis, Banane, Kakao, etc.

Blähungen & Völlegefühl
Viele Schwangere leiden jetzt besonders unter Blähungen.

Das kann helfen

- Achte darauf, welche Speisen dich besonders blähen (das können die üblichen Verdächtigen wie Kohl, Laucharten, Bohnen oder Kraut sein, aber auch Süßigkeiten, glutenhaltiges Getreide oder Sojaprodukte)
- Meide Kohlensäurehaltige Getränke
- Nimm kleinere Mahlzeiten zu dir
- Unterstützende Tees aus Fenchel oder Melisse, als Gewürz auch Kümmel oder Sternanis
- Eine Bauchmassage (von dir aus gesehen von rechts unten über Bauchnabel und links runter) mit Fenchelöl

Sodbrennen / Reflux
Ein weiterer häufiger Begleiter ist Sodbrennen.

Das kann helfen

- Kleinere Mahlzeiten und nicht zu knapp vor dem Niederlegen essen (und wenn du dich hinlegst, dann mit leicht erhöhtem Oberkörper)
- Genüsslich essen und gut kauen
- Keine zu fetten, sauren, süßen oder stark gewürzten Speisen, also milde Kost
- Geröstetes & Kohlensäure meiden
- Vermeidung von Reizstoffen (ausprobieren) wie Tomaten oder Schokolade
- Wenn du schon Beschwerden spürst, kannst du eine Hand voll Mandeln essen
- Zwischen den Mahlzeiten trinken
- Fencheltee oder Magnesium (damit bitte immer vorsichtig umgehen und Doc fragen) nach dem Essen
- 1TL Senf nach der Mahlzeit
- Schüssler Salze Nr. 8, 9 und 10

Beckenbodenschwäche oder –Senkung
Der Beckenboden wird während der Schwangerschaft und Geburt strapaziert.

Das kann helfen

- Drehe deinen Kopf beim Niesen, Husten oder auch Lachen seitlich zu deiner Schulter
- Wenn du eine Sitzung am stillen Örtchen hast, bitte nicht pressen
- "Zusammenzwicken" (also anspannen – entspannen im Wechsel und auch mal Spannung halten)
- Sex, sofern nichts dagegenspricht bzw. die Schwangerschaft normal verläuft
- Wochenbett- u. Rückbildungsgymnastik

Harnwegsinfekt

In der Schwangerschaft ist das Auftreten von Blasenentzündungen recht häufig.

Das kann helfen

- Sofort reagieren und vieeeeeeeeeeeeeeeel trinken
- Nieren und Füße warmhalten
- Cranberry-Extrakt (oder als Muttersaft)
- Baumwollkleidung vor allem bei Unterwäsche
- Körper am besten nur mit Wasser reinigen
- Immer gleich Marsch aufs Klo, wenn du einen Harndrang verspürst
- Zucker meiden
- Hohe Zufuhr von Vitamin C

Solltest du den Infekt damit jedoch nicht abfangen und gar im Urin Blut sehen, dann lass dich bitte so schnell wie möglich untersuchen.

Hyperlipidämie

Die Blutfettwerte steigen an. Serumlipide und Serumcholesterin sind von Anfang an erhöht, steigen in der 14.-26. Woche kontinuierlich an und befinden sich ab der 36. Woche 50% über dem Ausgangswert, was grundsätzlich keine unkluge Vorrichtung von Mutter Natur ist, da die Geburt eine körperliche Höchstleistung darstellt und hier schnelle Energiebereitstellung nicht schaden kann. Hormonelle Faktoren und Veränderung der Leberfunktion in der Schwangerschaft begünstigen jedoch Störungen im Fettstoffwechsel.

Das kann helfen

- Ausreichende Zufuhr der Antioxidantien Vitamin A, C und E
- Eventuell in Kombination mit Coenzym Q10 und Omega-3-Fettsäuren
- Fettarme Ernährung

Ödeme
In der Schwangerschaft besteht eine erhöhte Neigung zu Wasseransammlungen.

Das kann helfen

- Ein Zuviel an Kochsalz vermeiden (max. 6g/Tag)
- Stressreduktion
- Auf dein Wohlbefinden achten
- Nieren in ihrer Ausscheidung unterstützen und viel trinken
- Auf ausreichende Nährstoffzufuhr achten

Solltest du dich nicht um die Wassereinlagerungen kümmern, kann dies zu folgenden Erkrankungen führen:

Gestose (= Schwangerschaftsvergiftung)

Symptome hierfür können eine Mangelentwicklung des Kindes oder Plazentainsuffizienz und wie erwähnt Ödeme, Eiweißausscheidungen im Urin sowie hoher Blutdruck sein. Die Gestose kann für euch beide lebensbedrohlich werden.

Das kann helfen

- Auseinandersetzung mit der Psychosomatik: Du kannst dich fragen, wer dich möglicherweise unter Druck setzt (das kannst auch du selbst sein)
- Melissen- u. Ylang-Ylang-Öl
- Koffeinverzicht

Die Gestose wiederum kann zu mangelhafter Durchblutung des kindlichen Körpers führen und bei dir zu Eklampsie (Krampfanfälle).

Du kannst die drei genannten Risikofaktoren minimieren sowie deinem Schwangerschaftstee gute Teile von Brennnessel, Zinnkraut und Birkenblätter hinzufügen.

HELLP-Syndrom

Kommen jetzt noch Gerinnungsstörungen hinzu, sprechen wir vom sogenannten HELLP-Syndrom, das sehr plötzlich auftreten und Schmerzen im rechten Oberbauch verursachen kann. Weitere Symptome sind Kopfschmerzen, Übelkeit und Erbrechen. Bitte suche bei Verdacht umgehend einen Arzt auf.

Das kann helfen

- Auf vermehrte Ausscheidung mit viel Flüssigkeit, Kartoffeln, Spargel und Gurken achten
- Unterstützend mit Liebstöckel würzen

Präeklampsie (Spätgestose)

Im letzten Schwangerschaftsdrittel können Symptome wie Übelkeit & Erbrechen oder Kopfschmerzen mit Sehstörungen für eine Präeklampsie sprechen, womit du dich schleunigst in medizinische Hände begeben solltest.

Hypotonie

Zu niedriger Blutdruck kann auch unangenehm (lähmend) sein.

Das kann helfen

- Jede Art von (körperlicher) Aktivität

Schwangerschaftsdiabetes

Die Aufnahme von Häm-Eisen in der Schwangerschaft erhöht das Risiko. Auch tierische Fette und Cholesterin zählen zu den Risikofaktoren. Wenn du an Schwangerschaftsdiabetes erkrankst, hast du auch später ein sieben Mal höheres Risiko an Diabetes Mellitus zu erkranken als nach einer Schwangerschaft ohne Probleme mit dem Blutzuckerspiegel.

Das kann helfen

- Gaben von Vitamin D und Calcium können hier gute Ergebnisse erzielen.

Toxoplasmose

Die Infektion erfolgt durch Katzenkot oder Ingestion von rohem bzw. nicht vollständig durchgegartem Fleisch, sowie ungewaschenem Obst und Gemüse. Bei Übertragung von Parasiten auf das Ungeborene kann es zu Fehl- oder Totgeburt kommen, auch im Zentralnervensystem oder in den Augen des

Neugeborenen Schäden anrichten, die sich auch erst Jahre später zeigen können.

Das kann helfen (vorbeugen)

- Handschuhe tragen beim Herumwühlen in Erde
- Obst und Gemüse vor dem Vermampfen gut waschen
- Das eventuell vorhandene Katzenklo jemand anderen reinigen lassen
- Vegan bleiben, da rohes Fleisch & Co. ein erhöhtes Risiko einer Infektion darstellen

Listeriose

Der Erreger kommt in Erde, Kompost, Abwasser, Futtermitteln und Rohmilchprodukten vor, das Bakterium kann sich auch im Kühlschrank bei Temperaturen nahe am Gefrierpunkt vermehren, wodurch selbst pasteurisierte Lebensmittel rekontaminiert werden können (Pasteurisierung tötet die Bakterien zuverlässig ab). Auch durch ungewaschenes Obst und Gemüse kannst du dir diese Krankheiten zuziehen. Falls und du dir Listeriose eingefangen hast, zeigen sich grippeähnliche Symptome und für dein Kind besteht erhöhtes Risiko einer schweren Erkrankung, sowie Früh- oder Totgeburt.

Das kann helfen (vorbeugen)

- Ordentliche Küchenhygiene – also Hände, Obst, Gemüse gut waschen
- Frisch gekochte Speisen, die im Kühlschrank aufbewahrt werden, abdecken

Schmerzende Mutterbänder

Diese Halteseile der wachsenden Gebärmutter machen während der Schwangerschaft manchmal Probleme.

Das kann helfen

- Massage im Leistenbereich mit Fenchel-, Lavendel- oder Mandarinenöl

Krampfadern und Hämorrhoiden

Sie können durch die Weitung der Gefäße entstehen und als neue Aushängeschilder aus deinem Popo sicht- u. spürbar werden.

Das kann helfen

- Bewegung

- Beine immer wieder mal hochlagern
- Wechselduschen durchführen
- Sexy Stützstrümpfe (nach Beratung) tragen
- Hilfreiche Schüssler Salze sind die Nummern 1, 4, 9 und 11
- Sitzbäder mit Eichenrinde

Ischiasschmerzen
Diese können sich von der Poporegion bis in die Beine hinunterziehen und ziemlich unangenehm werden.

Das kann helfen

- Fußreflexzonenmassagen
- Cranio Sacrale Therapie
- Schüssler Salz Nr. 2, 5, 7, 9 und 11

Wadenkrämpfe
Diese können vor allem nachts lästig sein

Das kann helfen

- Magnesium (in Rücksprache mit Arzt oder Hebamme)
- Das wiederholte Heranziehen deiner Zehen zum Körper
- Schüssler Salz Nr. 7 mit dem bezeichnenden Namen "Magnesium phosphoricum"

Schlafprobleme
Nicht nur Wadenkrämpfe, auch ein herumpolnterndes Baby kann dir den letzten Schlaf rauben. So nervtötend das sein kann, so sinnvoll ist es möglicherweise auch. Wenn du dann aufstehst, kann das gut sein für deine Blase sowie deine Durchblutung (so bekommst du vielleicht erst gar keine Krämpfe) und durch die Durchblutung der Plazenta wird so auch dein Kind wieder besser versorgt. Außerdem ist es eine kleine Vorbereitung für das Leben mit Kind, denn es ist außerordentlich wahrscheinlich, dass du, zumindest in der ersten Zeit, die Nächte nicht durchschnarchen wirst. Wobei das Schnarchen in der Schwangerschaft auch öfter mal vorkommt, da mit zunehmender Bauchzwerggröße dein Lungenvolumen etwas eingeschränkt ist.

Das kann helfen

- Melissen- u. Lavendelöl (Entspannung) z.B. in einem warmem Bad vor dem Schlafengehen
- Tee aus Melisse, Passionsblume oder Hopfen (kein Baldrian!)
- Psychologische Hilfe falls du das Gefühl hast, hinter deinen Schlafproblemen steckt nicht einfach nur etwas, worüber du dir als Bald-Mama verständlicherweise Gedanken machst
- Schüssler Salze mit den Nummern 5, 7 und 12

Fehlgeburt in den ersten Wochen

Auch wenn es bei den Nährstoffen im Fall eines Mangels so oft erwähnt wird, wird in Wahrheit kaum darüber gesprochen. Eine Fehlgeburt kommt in den *ersten Wochen,* womit die Zeit bis zur 12. Schwangerschaftswoche gemeint ist, erstens viel häufiger vor als man denkt und zweitens auch, als man mitbekommt. Manchmal geht ein Fötus gleich wieder ab und man hat eventuell eine etwas stärkere und / oder verspätete Regelblutung, die man gar nicht damit in Verbindung bringt.

Bei meiner allerersten Schwangerschaft habe ich gleich allen erzählt, dass ich schwanger bin, da ich mit diesem Thema überhaupt noch nie konfrontiert wurde und auch von keiner Fehlgeburt in meinem Bekanntenkreis wusste. Die Aussage: "Na du bist aber mutig, dass du das schon erzählst" hat mich etwas überrascht, aber auch nicht weiter beschäftigt. Ca. in der 10. Woche ist mir aufgefallen, dass ich gar keine Schwangerschaftssymptome habe und ich habe mich gefreut, dass es mir so gut geht. Eine gute Woche später habe ich ein paar Tröpfchen Blut verloren, womit wir dann doch gleich zum Doc gefahren sind. Wie sich herausstellte, lebte das Baby schon seit über einer Woche nicht mehr. Es hatte einfach aufgehört zu wachsen.

Die Diagnose lautete *missed abortion,* was verhaltener Abort (eine Form von Fehlgeburt) bedeutet. Die Hormone, die die Schwangerschaft aufrechterhalten, gehen zurück, der abgestorbene Fötus verbleibt in der Gebärmutter (und muss daraus operativ entfernt werden) und wird nicht, wie beim *abortus (in)completus* vom Körper abgestoßen in Form von Krämpfen und Blutungen. Je nachdem, ob dies vollständig (completus) oder unvollständig (incompletus) vonstattengeht, ist eventuell ein Eingriff nötig.

Sollte dir das passieren ist es wichtig, dass du dich damit auseinandersetzt und trauerst. Wenn du das Bedürfnis hast, lass dich auch professionell dabei unterstützen. Wir wissen nicht genau, wann die Seele den Körper des Babys belebt. Manche sagen ab der Zeugung, anderen Quellen zufolge irgendwann zwischen Zeugung und Geburt. Möglicherweise hat sie sich die Situation so ausgesucht und das Erlebnis für sich gebraucht. Das mag für dich sehr schmerzhaft sein, doch vielleicht hilft dir dieses Bewusstsein auch in deiner Trauerarbeit. So oder so wäre es nicht überlebensfähig gewesen. Ein Abort ist ein natürlicher Vorgang, an dem du keine Schuld trägst. Ich kenne auch Fälle, in denen die Mutter anfangs alles Mögliche versucht hat, das eingenistete und ungeplante Baby loszuwerden, doch wenn es hält, dann hält es.

In der Regel steht einer erneuten Schwangerschaft nichts im Wege, sodass du grundsätzlich positiv in die Zukunft schauen kannst. Doch nimm dir alle Zeit, die du benötigst, um das Erlebnis zu verarbeiten.

Die gute Nachricht: nach einer Fehlgeburt "fängt" man schnell wieder, sagt man im Volksmund, was bedeutet, dass du meist sehr bald darauf wieder schwanger werden kannst (wenn du das beabsichtigst bzw. dazu bereit bist).

Übrigens können die ätherischen Öle Weihrauch, Geranium, Clary Sage oder Römische Kamille dabei unterstützen, eine Fehlgeburt zu verarbeiten.

Dadurch, dass bei mir alle wussten, dass ich schwanger war und auch mitbekommen haben, dass das nicht so lange angedauert hat, habe ich wahnsinnig viel Unterstützung und Liebe bekommen. Ich bin froh, dass ich kein Geheimnis aus meiner Schwangerschaft, so wie die meisten es in den ersten Wochen raten, gemacht habe (wobei nicht jeder in solch einer Situation diese Aufmerksamkeit und Zuwendung mag). Erst dann habe ich durch die Gespräche erfahren, dass viele meiner Bekannten bereits Fehlgeburten erlitten haben und fast jeder jemanden kennt, der dies auch schon erlebt hat. Ich kenne mittlerweile sogar Fälle, bei denen es bis zu vier Anläufe gebraucht hat, bis ein Baby gehalten hat und dann ging alles gut.

Ich konnte das Erlebnis gut verarbeiten und bin zwei Monate später wieder schwanger geworden. Aufgrund der vorangegangenen Fehlgeburt habe ich von meinem Doc gleich ein Gelbkörperhormon verschrieben bekommen, um die Chancen zu erhöhen, dass die Schwangerschaft aufrecht bleibt. Ob dies nun einen Einfluss hatte oder nicht, kann ich nicht sagen, sondern nur: Es hat geklappt.

STILLZEIT

Gleich vorneweg: Ja, ich bin großer Befürworter vom Stillen aus den unterschiedlichsten Gründen. Doch habe ich auch bezüglich gesunder Ernährung noch etwas dazu zu sagen. Muttermilch ist körperwarm, wird nicht erhitzt und ist sozusagen in Rohkostqualität, also mit allen vor allem der Verdauung dienlichen Enzymen verfügbar. Fertige Ausgangsprodukte auf Kuhmilchbasis, die eine Kunstnahrung darstellen, sind hingegen ultrahocherhitzt und bieten diese Vorteile nicht.

Warum sollte ich stillen?

Ganz einfach: Wir sind dafür gemacht. Ganz natürlich. Auch wenn vielleicht die eine oder andere von uns Schwierigkeiten damit hat, sind wir von Mutter Natur dafür ausgerüstet, unsere Babys zu stillen und sie auf diese Art und Weise am Leben zu erhalten und zu nähren. Die meisten Schwierigkeiten sind auch mit entsprechender Unterstützung überwindbar, sodass ihr beide von diesem Geschenk profitieren könnt.
Es ist praktisch, immer körperwarme Nahrung dabei zu haben, die Umwelt wird geschont und Stillen verstärkt die Mutter-Kind-Bindung.

Für dein Baby ist Muttermilch unter anderem aus folgenden Gründen das Allerbeste, das du ihm geben kannst:

- Die Nähe tut sooo gut
- Die psychische und soziale Entwicklung wird gefördert
- Positive Auswirkung auf Augen-Hand-Koordination
- Höherer IQ
- Muttermilch vermindert das Risiko für dein Kind, an Allergien, Asthma, (Kinder-)Krankheiten, Herzproblemen, Zahnfehlstellungen, Übergewicht, Suchterkrankungen und Diabetes zu erkranken, was also lebenslängliche Auswirkungen hat
- Keine nachgemachte Milch enthält Immunglobuline
- Gestillte Kinder sind aufgeschlossener neuen Nahrungsmitteln gegenüber
- Die Milchsäurebakterien in der Muttermilch wirken sich günstig auf die Darmflora aus, denn sie enthält Probiotika (die guten Bakterien) sowie Präbiotika (deren Futter).

Doch nicht nur für das Baby, auch für dich ist es aus den folgenden Gründen, um ein paar Beispiele zu nennen, von Vorteil, wenn du stillst: Es

- senkt dein Risiko, an Brust- u. Eierstockkrebs zu erkranken
- hilft dir, dein Ausgangsgewicht schneller wieder zu erreichen
- unterstützt dich in der schnelleren Rückbildung der Gebärmutter
- senkt den Blutdruck
- schont deine Eisenreserven, da du normalerweise nicht sofort wieder deine Periode bekommst und du lagerst mehr Calcium ein, was dir wiederum einen gewissen Schutz vor Osteoporose gibt

Außerdem hast du keine Zusatzkosten für Formulanahrung und Zubehör (wobei du kostentechnisch auch bedenken musst, dass du jetzt auch selbst mehr isst) und du musst keine Fläschchen usw. vorbereiten und auswaschen / sterilisieren. Stillen funktioniert ganz einfach: Das Baby fragt nach, dein Körper bietet dementsprechend an. Wenn dein Kind einen Wachstumsschub hat, wird mehr produziert, wenn es nach Bedarf gestillt wird.

Und wenn es nicht gleich klappt?

Es kann sein, dass deine Milch nicht sofort einschießt, und dein Baby "nur" das Kolostrum zur Verfügung hat. Das stelle ich bewusst unter Anführungszeichen, da dies meist nicht der Fall ist, sondern wir von außen verunsichert werden, dass das nicht ausreichen könnte. Der Magen deines Kleinen ist ohnehin wutziklein, ziemlich schnell voll und wenn dein Baby weint, muss das nicht bedeuten, dass es jetzt unbedingt zusätzlich Formulanahrung benötigt. Damit würdest du auch das Risiko eingehen, dass es sich eher an Fläschchen als an die Brust gewöhnt und dein Körper auch tatsächlich weniger Milch produziert, da er durch die vielleicht ausgelassene Mahlzeit denkt, er bräuchte nicht mehr produzieren (also, wenn schon Formulaunterstützung, dann nur nach dem Stillen). Umso mehr du dein Baby bei dir hast (möglichst auch im gleichen Bett), desto besser können die still-freundlichen Hormone stimuliert werden. Babys haben neben Hunger und Durst viele Gründe zu weinen, wie z.B. die Verarbeitung der Geburt (Traumaweinen), Gewöhnung an die Außenwelt, Kälte/Hitze, Bauchweh (es gibt z.B. auch Babys, die ihre Vitamin-D-Tropfen nicht vertragen), uvm. Wenn du unter Brustentzündungen leidest, meinst, eine auf den ersten Blick nicht still-freundliche Brustwarzenform aufzuweisen, ihr Probleme habt wie etwa, dass der Babymund und die Brustwarze irgendwie nicht zusammenzupassen zu scheinen, oder du doch unsicher bezüglich der Milchmenge bist, lasst euch von einer Doula, Hebamme oder Stillberaterin unterstützen oder wendet euch an die La Leche Liga. Du kannst dich auch mit anderen Müttern via Facebook oder diverse Foren usw. verbinden, die vielleicht Ähnliches durchmachen. In den meisten Fällen findet ihr auch unter diesen Voraussetzungen euren Weg zu einer erfüllenden Stillbeziehung. Nach den ersten sechs Wochen ist normalerweise ohnehin das "Schlimmste" vorbei, falls es nicht von Anfang an reibungslos klappt (und das tut es bei vielen nicht!).

Wie lange sollte ich stillen?

Das liegt an euch beiden. Wenn es für euch passt, dann so lange ihr wollt – gut wären min. 6-9 Monate, da danach das kindliche Immunsystem voll ausgebaut ist und dann wahrscheinlich schon die Backenzähne durchgestoßen sind, denn erst ab dann kann dein Baby ohne Muttermilch gesund weiterwachsen. Aus ernährungswissenschaftlicher Sicht sollte, wenn möglich, auf jeden Fall das erste halbe Jahr voll gestillt werden, da es wie gesagt keine wirklich geeignete Alternative gibt. Ab ca. 1-1,5 Jahren wird die Muttermilch nicht mehr optimal verdaut, wobei meist empfohlen wird, gerne bis zum zweiten Geburtstag begleitend zu stillen und bei Bedarf auch darüber hinaus. Wenn man sich die Weltbevölkerung anschaut liegt das durchschnittliche Abstill-Alter bei etwas über vier Jahren. Ich kenne ein Kind, das hat sich mit drei Monaten selbst abgestillt, ich kenne aber auch Babys, die überhaupt nie an der Mutterbrust trinken wollten und auch solche, die mit drei oder vier Jahren noch – ab und zu – gestillt werden. Doch meistens sind es die Mamas, die die Stillbeziehung beenden wollen.

Ich habe meinen Sohn 11 Monate lang gestillt, dann war einfach die Milch schon zu knapp. Es war für mich unangenehm und für ihn unbefriedigend. Meine Tochter habe ich 1,5 Jahre lang gestillt. Zunächst habe ich nachts ausgelassen, da sie fast stündlich aufgewacht ist und somit gefühlt die ganze Nacht durchgenuckelt und dann tagsüber kaum gegessen hat. Das war für sie nicht gut, da sie einfach zu wenig Nahrung aufgenommen hat und für mich nicht, da ich tagsüber so müde war, dass ich einmal mitten am Tag einfach eingeschlafen bin. Da war es für mich einfach aus und ich habe zu ihr gesagt, dass das so nicht mehr weitergeht und ich, wenn ich zu wenig Schlaf abbekomme, nicht so gut für sie da sein kann. Auch wenn sie noch nicht alle Worte verstanden hat, hat sie das Gefühl und meine Überzeugung dahinter sehr wohl aufgefasst und es dann auch akzeptiert (was sie davor, als ich selbst noch innerlich unsicher war, überhaupt nicht gemacht hat). Endgültig abgestillt haben wir dann, als ich eine Leber-Gallen-Reinigung gemacht habe. Ich hatte schon sicher fast ein Jahr lang das Bedürfnis nach Fasten, einfach mal, um sauber zu machen, doch wollte ich nicht, dass meine Tochter meine Schadstoffe mittrinkt. Lt. Fastentrainer ist es nicht weiter schlimm, wenn Kleinkinder ab einem Jahr auch Muttermilch von fastenden Mamas bekommen, doch mein Gefühl war dagegen und darauf habe ich gehört. Für mich hat es auch super gepasst. Auch wenn sie sicher noch eine Weile getrunken hätte, war es auch für sie okay und sie hat dann auch mehr von den anderen Lebensmitteln zu sich genommen. Vielleicht denkst du dir jetzt: Na bumm, über ein Jahr hat die gestillt, das ist ja mega-lange, da könnte ich ja ewig keinen Alkohol trinken und ich mag auch mein Kind nicht so lange – und schon gar nicht in der Öffentlichkeit – an der Brust hängen haben. Oder du denkst dir: Rabenmama – nur, weil sie ein paar Tage fasten will, darf jetzt das arme Kind nicht mehr an die Brust (ich hätte sie auch nach den vier Tagen wieder anlegen können). Es gibt hier kein richtig oder falsch. Es ist super, wenn du ein Jahr lang schaffst, über zwei Jahre muss es wirklich nicht sein, aber wenn ihr das beide mögt und dein Kind es verträgt (!), sollte nichts dagegensprechen.

Was sind jetzt besonders geeignete Lebensmittel?

Brennnessel- und Dillsamen kauen unterstützt die Milchbildung. Frische Salate, Gemüse, Wildkräuter, Algen, Sprossen, Weizen- u. Roggenkeime, Möhren, Fenchel, Gerste, gekeimter Hafer, Hirse, Mandeln, Hanf, Walnüsse, saisonale Früchte, Sanddorn- u. Schlehensaft, Kümmel, Anis, Kokos-, Lein-, Walnuss- u. Hanföl und ein Plus an 1l Wasser. Du brauchst jetzt auch ca. 600kcal mehr an Energie. Hier möchte ich noch einen organisatorischen Punkt mit einbeziehen. Wenn du am Ende der Schwangerschaft dazukommst, koche doch schon mal ein bisschen vor und friere es ein, damit du, sobald das Baby da ist, keinen zusätzlichen Kochstress hast und dir doch Gesundes gönnen kannst. Sollte irgendjemand anbieten, für dich zu kochen: Nimm es an! Unbedingt! Du musst nicht Superwoman extra raushängen lassen, das bist du sowieso jetzt schon (kürzlich bin ich im Internet auf ein Comic-Foto von Superwoman mit Babybauch gestoßen, auf dem sie sagt: "I grow humans, what's your superpower?"). Kümmere dich darum, dass immer frische Snacks wie Äpfel, Paprika, Nüsse oder was auch immer du gerne magst, zum schnellen Reinbeißen verfügbar sind.

Welche Lebensmittel sind zu vermeiden?

Stark Blähendes wie Kohl, Hülsenfrüchte, Genussmittel wie Kakao (Koffein speziell macht das Baby unruhig), saure Beeren, Petersilie, Salbei, Pfefferminze (hemmt Milchbildung), Hagebutte, Malve, Zinnkraut, Scharfes und Zitrusfrüchte (wunder Popo), Saures (adstringierend, also wieder hemmend bezüglich Milchbildung). Du kannst auch mitschreiben, falls dein Baby etwas nicht zu vertragen scheint und so den Übeltäter entlarven. Nach ca. drei Monaten kannst du vorsichtig mehr ausprobieren und schauen, wie es deinem Zwuck damit geht. Außerdem hemmt Stress die Milchbildung.

Ich muss gestehen, ich hatte mit meinem Sohn im Bauch schon einen Deal. Ich war damals 29 Jahre alt und sein Geburtstermin war drei Tage vor meinem 30. Geburtstag. Da habe ich zu ihm gesagt: "Liebes Baby, entweder du kommst vor meinem 30er raus, oder ich trinke so viel Orangensaft beim Stillen, dass du einen wunden Po bekommst." Heute versuche ich, diese Art von Erziehungsmethode weitestgehend zu vermeiden, dennoch hat er sich pünktlich zu seinem Termin auf den Weg gemacht und ich hatte noch vor 30 mein erstes Kind, wie gewünscht (was man sich so alles einbildet).

<u>Bekommt mein Baby mit sechs Monaten die gleiche Muttermilch wie mit einem Tag?</u>

Zuallererst, an Tag eins bis drei steht deinem Baby die Vormilch (Kolostrum) zur Verfügung, die es in der Darmreinigung (Ausscheidung des ersten Kindspechs – Pech wegen der dunklen Farbe), im Aufbau des Immunsystems (das ist quasi die erste, bzw. nach einer Spontangeburt zweite Impfung für dein Baby) und in seiner Verdauung unterstützt bzw. hilft, die Darmflora gut aufzubauen. Außerdem versorgst du es schon jetzt mit Eiweiß, Mineralstoffen und Vitaminen. Bis zu Tag 14 bekommt dein Baby die sogenannte Übergangsmilch, die anfangs einen verhältnismäßig hohen Proteinanteil aufweist und danach zugunsten des steigenden Kohlenhydrat- u. Fettanteils zurückgeht. Die "reife Frauenmilch" (das hätte man irgendwie eleganter benennen können) wird in einer täglichen Menge von 600 bis 800ml produziert, sättigt ideal, besteht aus Milchzucker, ganz wenig Mehrfachzucker, 60-80% Molkeneiweiß, Casein und weist einen hohen Gehalt an ungesättigten Fettsäuren auf. Manchmal schießt es frau auch schon früher ein.

Ich hatte ab der 18. Schwangerschaftswoche Milch. Keine rauen Mengen, aber es kam was raus. Mein Gynäkologe hatte ganz schön was zu lachen, als ich ihn damals fragte, ob die bis zur Geburt wohl nicht schlecht oder ranzig werden würde!? Die Antwort kann ich dir – wenig überraschend – verraten: Nein! Sie ist ja auch gut verpackt.

Übrigens passt sich die Muttermilch in ihrer Zusammensetzung auch immer dem Bedarf deines Kindes an. So ist die Nährstoffzusammensetzung während einer stärkeren Wachstumsphase anders als sonst und auch innerhalb einer Mahlzeit verändert sich der Nährstoff- u. Flüssigkeitsgehalt. Hier ist sie anfangs dünnflüssig und sättigt mit steigendem Fettanteil gegen Ende der Mahlzeit stärker. An dieser Stelle sei angemerkt, dass es wichtig ist, dass dein Baby eine Brust immer leer trinkt (also ruhig aufwecken, wenn es am halb vollen oder leeren Busen eingeschlafen ist), um auch an den fetten Anteil nach dem Flüssigen ranzukommen, denn sonst hat es ständig Hunger, da der fettarme Teil nicht besonders gut sättigt.

Was kann ich tun, wenn die Milchmenge gerade nicht passt?

Bei zu *wenig Milch* ist ein wesentlicher Faktor: kein Stress, denn Adrenalin und Cortisol hemmen das still-förderliche Hormon Prolaktin. Außerdem ist es jetzt besonders wichtig, viel Flüssigkeit zu trinken (gerne auch Stilltees), damit du gut in Produktion gehen kannst. Überzeugung von der Richtigkeit deiner Entscheidung für das Stillen sowie Ausdauer und Geduld sind hilfreiche Begleiter. Auch häufiges Anlegen und Saugenlassen, da dies die Milchbildung anregt. Du kannst auch deine Brust (zur Brustwarze hin) mit Mandelöl massieren. Weiters könntest du auf einen BH verzichten, damit deine Brust genug Raum zur Fülle hat und das Schüssler Salz Nr. 22 Calcium carbonicum, oder auch Nr. 2 Calcium phosphoricum unterstützend anwenden. Zu guter Letzt spielt hier auch deine Ernährung eine Rolle. Du kannst die Milchbildung mit Samen von der Dille oder Brennnessel (nur die haarigen Blätter brennen, die Samen nicht) unterstützen.

Auch ein *Zuviel* an Milch kann zumindest unangenehm sein, wenn du förmlich ausrinnst. Du kannst erstmal versuchen etwas weniger zu trinken, ausstreichen und nur eine Seite pro Mahlzeit anbieten. Die geplante Futterbrust kannst du vorher noch mit warmem Umschlag massieren, um sie vorzubereiten und zum Fließen zu bringen, während du die, die nicht dran ist, kühlst. Enganliegende BHs (und Still-Einlagen, um das sprichwörtliche Ausrinnen abzufangen) und kurzzeitiges Auf-den-Bauch-Legen helfen auch. Bei Knoten kannst du überlegen, wo vielleicht bei dir gerade ein sprichwörtlicher Knoten drin ist. Bei schmerzenden Brüsten helfen warme Kompressen und das Auflegen von Kohlblättern sowie das Einreiben mit Vitamin-E-Öl. Für homöopathische Behandlung begib dich beim Thema Stillen (auch sonst immer ratsam) bitte in fachkundige Hände. Einen Überschuss kannst du übrigens auch über eine Milchbank spenden oder einfach abpumpen und für dein Baby einfrieren (und bei Bedarf im Wasserbad oder Dampfgarer langsam wärmen, nicht in der Mikrowelle).

Am besten ist es bei einem *Milchstau*, das Baby oft anzulegen und immer wieder einfach auszustreichen, damit sich daraus keine Brustentzündung oder gar Abszess entwickelt.

Aua, meine Brustwarzen schmerzen!

Vorbeugend ist es wichtig, dass dein Kind die gesamte Brustwarze inkl. einem Großteil des Vorhofs in den Mund nimmt, du beim Abdocken vorher das Vakuum mit deinem Finger löst und du die verschiedenen Stillpositionen abwechselst. Deine Brust kannst du auch mit deiner Muttermilch danach pflegen und an der Luft trocknen lassen. Wenn du schon Schmerzen hast, dann kannst du sie mit Rotlicht bestrahlen, Stillhütchen bei der Mahlzeit probieren und deine Brüste viel in die Luft hängen.

Wie läuft das Stillen ab?

Du kannst dein Baby 5-20min. pro Brust trinken lassen und danach je nach Bedarf wechseln. Gut wäre, wenn die Brust vor dem Wechsel leergetrunken wird, da die Milch zuerst, um den Durst zu stillen, dünnflüssiger ist und danach sättigender beschaffen ist. Beim nächsten Mal legst du dein Baby an der nicht leer getrunkenen Brust an. Ich habe mir anfangs immer ein Haargummi auf das jeweilige Handgelenk gegeben als Erinnerungshilfe, an welcher Seite wir aufgehört hatten. Normalerweise musst du dich nicht um die Trinkmenge sorgen, die Natur hat bei euch beiden alles wunderbar eingerichtet, so auch Angebot und Nachfrage. Solltest du das Gefühl haben, deinem Baby geht es nicht gut und es nimmt gar nicht zu, kannst du regelmäßiger – auch notfalls vor und nach dem Trinken um Kontrolle zu bekommen – wiegen. Scheint es glücklich und satt, brauchst du hier keine täglichen Listen zu führen.

Wie oft soll ich stillen?

Anfangs ad libitum, also nach Bedarf. Einige Tage danach kannst du mal probieren, wie es dein Baby annimmt, wenn du es so 5-6x/Tag, also alle drei bis vier Stunden ranlässt. Die Vorteile dabei sind, dass es deine Brust nicht als

Ersatzbefriedigung für andere Bedürfnisse kennenlernt oder damit assoziiert und auch für seinen Darm ist es besser (entlastender), nicht öfter Nahrung zuzuführen, da es auch diese Zeit braucht, bis die Muttermilch wieder abgebaut ist. Wenn zu häufig getrunken wird, wird der kindliche Ausgleichsmechanismus überlastet, die Verdauung stagniert und es lagern sich Schlacken im Gewebe ab.

Wann soll ich nicht stillen?

Bei schwerer Krankheit versiegt die Muttermilch automatisch (danach einfach das Baby alle zwei Stunden anlegen, damit die Produktion wieder in Gang gesetzt wird). Normalerweise kannst du, auch wenn du verkühlt oder krank bist, weiterhin stillen. Frag hier je nach Situation beim Kinderarzt oder Fachkundigen deiner Wahl nach. Mit dem Doc solltest du bitte auch die Einnahme bestimmter Medikamente besprechen, auch wenn dein Kind unter einer Stoffwechselstörung leidet oder es eine Trinkschwäche zeigt (wobei du in diesem Fall auch abpumpen kannst).

Was gibt es beim Abstillen zu beachten?

Zuerst möchte ich ein paar Gedanken dazu mit dir teilen. Natürlich ist es am besten und schönsten, wenn die Stillbeziehung für Mutter und Kind passt. Nur ihr beide bestimmt, wie lange ihr stillt. Niemand sonst. Keine schrägen Blicke in der U-Bahn oder Kommentare von wem auch immer. Wenn dein Kind nicht mehr an der Brust trinken will und du (und vielleicht Kinderarzt, Hebamme oder Stillberatung) nicht dahinterkommst warum das so sein kann, wird dir nichts anderes übrig bleiben, als es zu akzeptieren.

Wenn du nicht mehr stillen magst, aber dein Kind immer noch ranwill, dann prüfe, warum du nicht mehr möchtest (ist das auch wirklich und allein nur deine Entscheidung oder waltet hier vielleicht ein äußerer oder gesellschaftlicher Einfluss?). Wenn du dir dann für dich ganz sicher bist und hinter deiner Entscheidung stehst (und sie dem Kind erklärst, egal wie alt es ist und wie gut oder wenig es den Inhalt deiner Worte versteht), wird das dein Kind spüren und nach höchstwahrscheinlich anfänglichem Protest auch akzeptieren. Vielleicht kannst du auch nicht mehr stillen, weil du keine Milch mehr hast oder es aus anderen Gründen wie Stress oder gesundheitlichem Hintergrund nicht mehr möglich ist. Dann liegt es zuallererst mal an dir, dies so anzunehmen, damit du auch hier deinem Kind deine Überzeugung zeigen und spüren lassen kannst.

Schlechtes Gewissen oder Unsicherheit erschweren und verlängern den Prozess.

So wird die Milch allmählich weniger

- Pfefferminz(öl) und alles Adstringierende hemmt die Milchbildung, so auch Salbeiblättertee
- Enge BHs tragen
- Das Kind selten anlegen
- Schüssler Salz Nr. 10 (Natrium sulfuricum)

Ich habe meine Tochter das letzte Mal vor ca. 1,5 Jahren gestillt und habe immer noch Milch. Das stört mich nicht, da sie nicht einfach so rauskommt, sondern nur, wenn ich mal wieder neugierig bin und an der Brust herumquetsche – wir reden hier von Tröpfchen. Ob sie jemals ganz versiegt, kann ich trotz Anwendung aller oben genannter Punkte nicht sagen, aber die Menge hat sich natürlich drastisch reduziert.

<u>Kann Muttermilch sonst noch was?</u>

Du kannst sie super zur Hautpflege einsetzen, in unserem vorherigen Beispiel ging es um deine (wunden) Brustwarzen. Außerdem ersetzt sie Nasenspray bei deinem Kind, einfach etwas davon in die Nase drücken. Um bei deinem Nachwuchs zu bleiben, gibt es hier noch weitere Anwendungsgebiete: Infizierte oder gerötete Augen, Windeldermatitis, Baby-Akne, diverse Ausschläge und Hautprobleme. Darüber hinaus erstreckt sich die Heilwirkung auf eingewachsene Zehennägel, Kratzer und Schürfwunden (auch bei älteren Kindern und sogar Erwachsenen anwendbar).

Alternativen zu humaner Muttermilch

Falls du nicht stillen kannst oder willst, sollten diese Produkte die zweite Wahl sein. Auch die Milch von anderen Tieren wie Schafen, Ziegen oder Stuten kommt nicht wirklich infrage, da sie alle nicht an die Bedürfnisse des menschlichen Säuglings angepasst sind und hier gravierende Nährstoffmängel auftreten können. Zu deiner Beruhigung – auch wenn Stillen das Beste für euch beide ist, kann dein Kind auch mit Alternativen gesund groß werden.

Muttermilch (abgepumpt) von einer Spenderin / Amme

Bitte nimm nicht einfach irgendeine Milch von der nächstbesten Bekannten, von der du vielleicht gar nicht weißt, ob sie raucht oder wie sie sich ernährt. Milchspenderbanken kontrollieren ihre Milch, informiere dich bei deiner Hebamme, im Krankenhaus, beim Kinder- oder Frauenarzt.

Säuglingsanfangsnahrung (Formulanahrung)

Auf Sojabasis z.B. von Humana od. Bimbosan (Schweiz) oder Kuhmilchbasis (=hydrolisierte Molke) z.B. Hipp Combiotik wird diese Nahrung zusammengebraut. Es gibt mittlerweile auch schon andere pflanzliche Ausgangsbasen wie Mandel oder Reis wie z.B. Prémiriz (Frankreich). Bitte frage die Hersteller nach Aluminium- oder Arsengehalt (Reisbasis) im Produkt, da dies meist nirgends ersichtlich und doch ein Thema bei aller Fertignahrung ist. Wichtig ist es auch, bei einem Ersatzprodukt besonders auf Bioqualität zu achten. Generell sind oft bis zu 30 Zutaten darin enthalten und bei der Kuhmilchbasis zusätzlich Hormone (z.B. Rinderinsulin), was später autoaggressive Immunreaktionen wie Diabetes beim Kind verursachen kann. Solltest du dein Baby damit ernähren, achte bitte auf PRE-Nahrung (Anfangsnahrung), da dessen Nährstoffprofil jenem der Muttermilch noch am besten angepasst ist und auch ad libitum, also nach Bedarf, gefüttert werden kann. 1er, 2er und 3er-Milch (Folgenahrung) enthält zusätzlich Stärke und oft auch andere Kohlenhydrate. Es besteht üblicherweise keine Notwendigkeit, auf diese Produkte zurückzugreifen, da sie auch der Muttermilch in ihrer ansteigenden Stufe immer weniger ähneln. Sollte in eurer Familie eine Neigung zu Allergien bestehen, werden HA-Fläschchenpulver (hypo-allergen) empfohlen, wobei diese nach dem ersten Lebenshalbjahr nicht mehr vor Allergien schützen. Weiters gibt es für eventuell spezielle medizinische Bedürfnisse Spezialnahrungen bei Stoffwechselerkrankungen, Reflux oder Durchfall.

Im Entwicklungsvergleich von Babys die mit Fläschchennahrung auf Kuhmilchbasis im 1. Jahr gefüttert wurden und jenen, die Formulanahrung auf Sojamilchbasis bekommen haben, gibt es keinen signifikanten Unterschied. Vorsicht ist bei Allergien geboten!

Ziegenmilch

Diese beinhaltet immerhin mehr Biophotonen als Kuhmilch, welche als solche als Ersatznahrung gänzlich ungeeignet ist. Ziegenmilch beinhaltet nur 5% Kasein und nur etwas mehr Eiweiß als humane Muttermilch. Sie ist auch besser verdaulich als Kuhmilch, doch würde ich sie als alleinige Quelle speziell am Anfang nicht empfehlen.

Kokoswasser

Kokoswasser wird in anderen Erdteilen auch gerne als Alternative eingesetzt, da es eine sehr günstige Nährstoffzusammensetzung aufweist und isotonisch ist. Für unseren Breitengrad würde ich es als Ersatz allerdings nicht empfehlen, da wir einfach hier in einem anderen Klima leben (und auch der Körper deines Babys darauf eingestellt ist) und die Qualität, die wir hier bekommen, nicht mehr all diese Nährstoffe beinhaltet wie am Geburtsort der Kokosnuss. Außerdem ist es als alleinige Mahlzeit nicht fett genug, hier müsste man wahrscheinlich auch etwas Kokosmilch dazugeben. Allerdings als Ergänzung oder beim Abstillprozess kannst du es gerne ab und an in Bioqualität in euren Speiseplan integrieren.

Ich hatte damals bei meinem Sohn, wie bereits erwähnt, als er 11 Monate alt war, nicht mehr so wahnsinnig viel Muttermilch. Ich war sehr unsicher, was den Ersatz angeht und habe dann zwischen Bio-HA-Kuhmilchbasisprodukten und Sojaformulanahrung abgewechselt, da mir beide nicht als ideal erschienen und ich somit die "Risiken" aufteilen wollte. Auf Kokoswasser bin ich erst später gekommen und gebe es den Kindern immer wieder mal gerne, doch als Muttermilchersatz hatte ich es nicht ausprobiert.

Schadstoffe in der Muttermilch

Säuglinge haben wachstumsbedingt mit einem Monat den höchsten Proteinbedarf.

Falls dir der Spruch: "Ein Kind kommt neun Monate und geht neun Monate" auf den Wecker geht und du noch ein paar Extrakilos drauf haben solltest mit denen du nicht zufrieden bist, brich bitte nichts übers Knie. Du kannst gerne auf sanfte Art und Weise und in gemütlichem Tempo (2kg/Monat als Richtwert) Bemühungen in Richtung "alter" Körper angehen, doch entgiftest du bei

Gewichtsreduktion auch. Diese Gifte sind in Fett gespeichert und wenn sich das quasi in Luft auflöst, sind sie frei, schwirren im Körper herum und nehmen unter anderem die Route über die Muttermilch nach draußen und dein Baby trinkt deine Altstoffsammlung mit. Immerhin ist die Veggie-Muttermilch schon mal von Haus aus weniger schadstoffbelastet als die von sich anders ernährenden Mamas.

Wenn wir schon bei den Schadstoffen sind, kannst du ja mal deinen allgemeinen Schadstoffkonsum überdenken, der so in dich rein und unter anderem zum und über das Baby wieder rauskommt, z.B. Putzmittel, Pflegeprodukte für euch beide, usw.

Ich persönlich lebe nach dem Motto "so natürlich wie einfach in den Alltag integrierbar möglich" und habe mich da von Mutter Natur unterstützen lassen. Diese hat nämlich in der Schwangerschaft mein Riechorgan zum Detektiv ausgebildet und seitdem mag ich gar keine synthetischen Duftstoffe mehr, reagiere auch empfindlich auf alles, was irgendwie chemisch riecht und habe mir diesen Instinkt auch danach beibehalten. Somit mixe ich mittlerweile unser Zahnöl, Körperpflege oder mein Deo selbst, ziehe reine, ätherische Öle anderen Düften vor und putze das Haus nur mit Wasser und Putzmaterialien (z.B. von der Firma Enjo), die auch ohne Zusätze sauber machen. Selten aber ehrlicherweise doch verwende ich als Ergänzung Öko-Produkte (wie "öko" die jedoch wirklich sind, kann ich nicht beurteilen).

Bitte verzichte weiterhin auf Rauchen, Putzmittel, Alkohol & Co. Auch Koffein ist zu vermeiden, da er nicht nur dich, sondern auch dein Baby aufputscht. Hier kannst du allerdings ausprobieren, welche Menge ihr beide toleriert.

Nährstoffe (auch für nicht gestillte Babys)

In diesem Kapitel möchte ich auf die Nährstoffe eingehen, die jetzt in der Stillzeit für euch beide wichtig sind und die du vor allem auch für die Muttermilch brauchst. Doch es geht auch um jene, die das Baby zusätzlich bekommt bzw. bekommen kann, also ist dieser Teil auch für nicht stillende Mamas interessant.

Muttermilch besteht zu 1-2% aus Eiweiß und das als alleinige Nahrungsquelle für Menschen in der größten Wachstumsphase. Die Magensäure ist noch schwach, also später auch mit der Einführung dieses Makronährstoffs behutsam vorgehen und auch nach dem Stillen Eiweiß nicht im Übermaß füttern.

Folgende Nährstoffe in der Muttermilch kannst du mit deiner eigenen Ernährung beeinflussen: Vitamin A, B-Gruppe, C und D, Selen, Iod und die Zusammensetzung der Fettsäuren (also optimalerweise ein gutes Verhältnis Omega-3 zu Omega 6-Fettsäuren).

Folgende Nährstoffe sind in der Muttermilch drin, egal was du isst oder nicht isst (außer du bist unterernährt, dann sind die Mengen in der Muttermilch auch geringer) und liegen somit außerhalb deines Einflusses: Calcium, Phosphor, Magnesium, Natrium, Kalium, Kohlenhydrate, Eiweiß und Fett. Die Muttermilch ist arm an Vitamin D, K und Eisen, auch Zink und Selen, welches du am besten über ca. 10 Paranüsse pro Woche zuführst. Der Bedarf an Vitamin A, C, sowie Zink und Eisen ist erhöht.

Soviel brauchst du jetzt von folgenden Nährstoffen (für Details schlag bitte nochmal im Schwangerschafts-Kapitel nach)

- Vitamin A: 1,5mg Retinol-Äquivalent
- Vitamin B1: 1,4mg
- Vitamin B2: 1,6mg
- Vitamin B3: 17mg Niacin-Äquivalent
- Vitamin B6: 1,9 mg (wie SS)
- Vitamin B9: 600µg
- Vitamin B12: 4µg
- Vitamin D: 5000-6000 IE
- Eisen: 20 mg
- Iod: 260µg (150mg)
- Zink: 11mg
- DHA: 300mg
- Protein: 15% mehr als vor der Schwangerschaft.
- Nahrungsenergie: bis zu sagenhaften 635kcal täglich (85kcal pro 100ml produzierter Milch)

Auf folgende Nährstoffe möchte ich näher eingehen:

Vitamin D (auch für nicht stillende Mamas)

Empfehlungen reichen hier wieder von bis. Raimund von Helden, der sich diesem Thema intensiv angenommen hat, empfiehlt bereits für Babys bei einem Gewicht von 3-4kg 1.000E täglich. Laut meiner geschätzten Dr. Schweikart Quelle sind es täglich 400-500 IE, 500-600 IE ab einem Jahr, ab zwei Jahren gilt die gleiche Empfehlung, jedoch nur von September bis Mai. So wird sichergestellt, dass unter anderem Calcium und Phosphat aufgenommen wird, somit die Knochen gut gebildet werden können und einer Rachitis sowie Gedeihstörungen entgegengewirkt wird.

Meist sind die Mamas damit nicht ausreichend versorgt, daher solltest du dieses selbst in guter Menge (5.000-6.000 IE) supplementieren. Das kommt dir viel vor? Bei entsprechender Sonnenexposition deiner Haut könntest du bis zu 10.000 IE pro Tag bilden. Erst ab einer Zufuhr von 10.000 IE als Nahrungsergänzung über einen längeren Zeitraum können erste Überdosierungs-Symptome auftreten.

Alternativ bzw. *wenn du nicht stillst*, könntest du auch deinem Baby z.B. Vitamin D als Tropfen anbieten (bitte beachte hier wieder die Kombination mit Vitamin K2 MK7 trans). Oder du versorgst euch beide, indem du 2500 IE (+100µg K2) einnimmst und dein Kleines 200 IE + 15µg K2. Außerdem kannst du es ruhig auch ganz behutsam an die Mittagssonne gewöhnen (ohne den Einsatz von Sonnencreme – schon bei einem Lichtschutzfaktor von LSF 8-15 sinkt die haut-eigene Vitamin-D-Produktion um 99%), denn da wird durch Sonneneinstrahlung auf der Haut das meiste Vitamin D von uns selbst produziert. Übrigens sind generell die Speicher, die im Sommer beim regelmäßigen Sonnenbaden aufgefüllt wurden, meist schon nach 6-8 Wochen wieder leer. Wenn wir schon beim Sonnenbad sind – bis zu einer Stunde danach sollte nicht geduscht werden, da man sonst die Sonnenstrahlen, die erst in den Körper umgeleitet werden müssen, praktisch abwäscht und der Vitamin-D-Produktion ins Handwerk pfuscht. Eine Sonnenallergie ist übrigens ein Symptom von Vitamin-D-Mangel. Wenn man viel Frischkost zu sich nimmt, sinkt die Sonnenbrandneigung.

Vitamin B12

Wie gesagt wird dies ergänzt, auch für Babys und Kleinkinder gibt es Tropfen, falls sie es nicht (mehr) mit der Milch bekommen sollten. Solange du in der Schwangerschaft keine Anämie hattest, wird der angelegte Speicher im Baby für ein Jahr lang aufgefüllt sein. Es kommt jedoch oft vor, dass der mütterliche Speicher nicht zuverlässig für das Baby ausreicht.

Ich hatte für mich Produkte von "Sunday Natural" verwendet, da dort keine Konservierungsstoffe, Aromen bzw. unnötige Zusätze verwendet werden, für die Kinder Tropfen von Klösterl Pharma (Methylcobalamin), heute würde ich ab einem halben Jahr Chlorella zusätzlich zum Stillen geben. Das gab es damals laut meinem Wissensstand nicht in zuverlässig bioverfügbarer Form.

Vitamin K

Üblicherweise bekommt dein Baby gleich nach der Geburt zwei Tropfen an Tag eins und vier dieses Vitamins verabreicht, um die Blutgerinnung zu aktivieren und somit das Risiko einer Hirnblutung zu minimieren. Eine Vitamin-K-Gabe ist besonders auch durch spezielle Eingriffe wie Kaiserschnitt, Frühgeburt, Quetschungen, etc. angesagt, da dies auch vermehrten Stress für dein Baby bedeutet. Das schmeckt leider nicht sonderlich lecker, also sollte es kurz danach möglichst Muttermilch bekommen. Zwischen Woche vier und sechs übernimmt die dritte Gabe der Kinderarzt.

Wenn du gut mit Vitamin K – wir sprechen hier übrigens von K1 – versorgt bist, enthält auch deine Vormilch ausreichend davon für dein Baby. Der Gehalt sinkt jedoch danach stark ab. Da es im Darm gebildet wird, ist die Aufnahme bzw. Bedarfsdeckung daraus (noch) nicht ganz klar. Ansonsten kommt es noch in Hülsenfrüchten, Kohl bzw. grünen Gemüsen vor.

Wohlfühlen in deinem Körper

Neben den Themen zur Gewichtsreduktion, die ich bereits im Kapitel "Bevor du Mama wirst" und im Stillkapitel "Schadstoffe" angesprochen habe, möchte ich noch auf Bewegung zu sprechen kommen und dich zur Rückbildungsgymnastik ermuntern. Ich habe diesen Punkt sträflich vernachlässigt und muss jetzt beim Trampolinspringen ordentlich zusammenzwicken, damit nix passiert oder mich mit Schwingen (was ohnehin eher empfohlen wird) statt Springen vergnügen.

Rausgehen an die frische Luft und dort für Bewegung sorgen tut euch beiden gut (mit Tragegurt oder -Tuch lässt es sich auch besonders gut wandern), es gibt Kanga-Training, wo du beim Sporteln dein Zwergi mitnehmen kannst, Yoga und andere Bewegungsübungen – auch online – bei denen du dein Baby als Trainingsgerät einbauen kannst und sonst alles, was dir Freude macht.

Es kann jedoch auch das Gegenteil passieren, denn manche Mamas kommen durch das Stillen und den damit verbundenen Energieverlust auch mal unter das Ausgangsgewicht.

Wenn du nicht (mehr) stillst, darfst du natürlich auch gezieltere Maßnahmen ergreifen. Gibt dir und deinem Körper Zeit und schätze das Positive, das aus ihm heraus entstanden ist. Gehe liebevoll mit dir um und mach dir keinen Druck, denn das kann genau zum Gegenteil führen (was ich auch aus persönlicher Erfahrung gut kenne).

Verhütung

Bitte beachte, dass Stillen keine Verhütungsmethode ist, denn du weißt nie, wann deine Eier wieder bereit für den nächsten Sprung sind. Da die Schwimmer deines Partners fünf Tage lang unterwegs sein können, hilft es dir auch nicht, wenn du meinst, deinen Eisprung gespürt zu haben (und selbst das ist bei all dem was jetzt rund um deine fruchtbare Region schon alleine bezüglich Rückbildung der Gebärmutter abgeht äußerst unzuverlässig).

Solltest du nicht gleich Nachschub planen, kannst du wie folgt vorgehen: Du könntest z.B. eine vegane Pille nehmen oder eine (Hormon-)Spirale, Goldspirale und was es nicht alles gibt einsetzen lassen, auch (vegane) Kondome sind natürlich eine Möglichkeit.

Meine klare Empfehlung ist das Erlernen der symptothermalen Methode. Dabei beobachtest du zwei Parameter und wertest diese aus: Deine Körpertemperatur in Kombination mit entweder deinem beobachteten Vaginalschleim (der sich im Laufe eines Zyklus verändert) oder abgetasteten Muttermund. Mein Mann und ich haben dazu einen Online-Kurs besucht.

Du (oder dein Partner) könntest dich auch unterbinden lassen. Ich glaube ab dem dritten Kind lässt sich da auch was mit der Krankenkasse regeln. Sei dir jedoch auch dessen bewusst, dass dies ein Eingriff ist und dein Weiblichkeitsgefühl (oder bei deinem Partner die Männlichkeit) darunter leiden könnte.

Nachwehen

Ich möchte nur kurz auf (mögliche unerwünschte) Neben- oder Auswirkungen einer Schwangerschaft eingehen. Meist ist dein Körper nach einer Schwangerschaft nicht mehr derselbe wie davor. Viele Frauen haben eines oder mehrere folgender Auswirkungen einer Schwangerschaft auf ihren Körper beobachtet.

- Neigung zu blauen Flecken / Besenreisern
- Schwächeres Bindegewebe
- Beckenbodenschwäche oder -Senkung
- Schwangerschaftsstreifen
- Postnatale Depression
- Schlechte Zähne
- Haarausfall v.a. beim Stillen

Die letzten beiden Punkte sind auf Nährstoffmangel zurückzuführen, da dein Kind viel braucht und dies zum großen Teil von dir bekommt. Jetzt weißt du ja, wie du diesbezüglich vorgehen kannst.

BEIKOST

Im ersten Lebensjahr wächst dein Baby in Relation gesehen extrem. In etwa verdreifacht es sein Körpergewicht und verdoppelt die Länge seines Körpers. Daher braucht es jetzt auch sehr energiedichte Nahrung mit hohem (45-50% der aufgenommenen Energie) Fettanteil.

Das Baby hat viel mehr Geschmacksknospen als ein Erwachsener, auch im Rachen- u. Innenwangenraum (auch wenn es die Geschmacksvielfalt noch nicht so genau differenzieren kann wie wir), die am allerliebsten mit süßem Geschmack in Berührung kommen, da sie schon am Ende des ersten Schwangerschaftsdrittels diese Geschmacksrichtung wahrnehmen können. Süßes gilt als sicher, essbar und hat viel Energie. Babys haben auch einen eingebauten Schutzmechanismus, um sich nicht zu vergiften, daher mögen sie zunächst mal nichts Bitteres oder Saures.

Wann geht es am besten los?

Grundsätzlich kannst du deinem Baby etwas anbieten, sobald Interesse da ist (und es ev. zahnt/speichelt) und du merkst, dass es seine Händchen schon nach Essbarem ausstreckt, Kaubewegungen nachahmt oder dir bis in den Magen schaut, wenn du etwas isst. Das kann mit einem halben Jahr, aber auch wesentlich später so rund mit einem Jahr sein. Man kann sich auch an der kindlichen Entwicklung orientieren. Wenn dein Baby den Kopf alleine aufrecht halten, auch aufrecht sitzen kann oder Nahrungsmittel selbst in den Mund steckt, sind das auch Anzeichen dafür, dass es nun reif für den Start ist (mehr dazu etwas später). Vielleicht merkst du auch, dass ihm Muttermilch oder Säuglingsnahrung einfach schon zu wenig ist und es noch hungrig zu sein scheint ohne erkennbare Gründe wie etwa Wachstumsschub.

Die Speicher diverser Nährstoffe wie z.B. Eisen werden im kindlichen Körper nach spätestens einem Jahr nach und nach geleert, eher früher, weshalb ein zu später Beikost-Start zu Nährstoffmängeln führen kann. Ein zu früher Startschuss (vor Beginn des fünften Monats) kann allerdings zu Infektionen, Übergewicht und Erkrankungen wie Allergien oder Asthma führen, da die Nieren sowie der Magen-Darm-Trakt noch unreif sind.

Orientierung an der kindlichen Entwicklung

- Wenn dein Baby krabbelt (ca. 6-9 Monate), es unterstützt sitzen bzw. sich am Bauch liegend mit Armen hochdrücken kann, kannst du ganz fein pürierten Brei anbieten. Wenn es schon selbstständig sitzt, Gegenstände von der einen in die andere Hand geben und Becher mit Unterstützung halten kann, ist es bereit für grob Püriertes bzw. Zerdrücktes.
- Wenn es erste Schritte macht (10-12 Monate), kannst du Nahrung klein geschnitten, gewürfelt und gehackt anbieten
- Pinzettengriff (ab einem Jahr) zeigt Bereitschaft für Fingerfood (wobei bei BLW, worauf ich auch noch eingehe, viel früher damit begonnen wird).

Zum *Timing* möchte ich auch noch kurz auf die Reihenfolge bezüglich Milchmahlzeit eingehen. Hier gibt es, wie auch sonst, kein Richtig oder Falsch. Bei manchen klappt es besser, wenn sie vorher die Beikost bekommen und danach gestillt werden, oder umgekehrt. Probiere einfach aus, womit es deinem Baby besser geht. Für Beikost danach spricht, dass es schon gut vorbereitet ist für die Verdauung und für davor, dass es dann vielleicht hungriger und bereiter ist, Neues auszuprobieren und – wie oft nach einer Milchmahlzeit – nicht eingeschlafen ist. Lasst euch von seinem bzw. eurem Instinkt leiten.

Welche Lebensmittel eignen sich zum Beikost-Start?

Hier gibt es viele Möglichkeiten. Grundsätzlich gilt: Eins nach dem anderen. Am besten, du probierst mal ein Nahrungsmittel aus und bleibst ein paar Tage dabei. Nach ca. einer Woche kannst du dann wieder etwas anderes probieren und etwa nach einem Monat eine Mahlzeit zusätzlich einführen.

Je nach Kultur und Breitengrad bekommen Babys auf der ganzen Welt die unterschiedlichsten Dinge zur Beikost angeboten. Von Apfel oder Kürbis bis Avocado oder alles rund um die Kokosnuss (super Nährstofflieferant) ist hier vieles möglich. Da auch die Vorlieben der Kinder oder Philosophien der Eltern (z.B. Rohkost oder glutenfrei) verschieden sind, möchte ich dir hier einige unterschiedliche Vorschläge zur Beikosteinführung zeigen.

Brei

Wir starten mit dem bei uns sehr verbreiteten Klassiker, dem ersten Brei: Du kannst rohes Obst pürieren oder auch Gemüse garen.

Mögliche Gerätschaften

Für mein Breikind (das war auch mein Erstes) hat der Dampfgarer gute Dienste erwiesen (zu dem Zeitpunkt hatte ich mich auch noch nicht mit Rohkost beschäftigt), da bei dieser Methode vergleichsweise noch viele Nährstoffe erhalten bleiben. Falls du das Essen aufwärmen möchtest, verzichte weitestgehend auf die Mikrowelle, da dadurch die Energiestruktur zerstört und somit Nahrung energetisch wertlos wird. Für meine Tochter allerdings musste der Hochleistungsmixer her, da ich ihr so viel lebendige Nahrung wie möglich anbieten wollte und sie die flüssig-milchige Konsistenz so gerne mag. Du kannst die Konsistenz dann schrittweise immer fester werden lassen, sodass sich dein Kind daran gewöhnen kann. Im Mixer kannst du auch wunderbar Obst zermusen.

Geeignete Nahrungsmittel nach Alter (plus Rezepte im Kapitel "Anregungen zum Futterplan")

Dies sind die gängigen Empfehlungen, die ich dir hier zusammenfassend mitgeben möchte. Ich persönlich halte es nicht für nötig (eher im Gegenteil), einem Kind schon mit vier Monaten feste Nahrung anzubieten. Sollten jedoch alle beschriebenen Anzeichen dafürsprechen und du das Gefühl haben, es ist bereit oder braucht vielleicht schon etwas mehr, probiert es aus. Ob ihr mit vier oder acht Monaten startet, nachfolgend siehst du eine bewährte Reihenfolge für die Einführung von Beikost. Auch wenn ihr erst mit 10 Monaten anfängt, würde ich behutsam mit "Ab 4 Monate" starten, höchstwahrscheinlich seid ihr dann verhältnismäßig viel schneller bei "Ab 10 Monate".

Ab 4 Monate, meist mittags:

- Gemüse: Kürbis, Pastinake (beinhaltet ätherisches Öl das gegen Bauchschmerzen wirkt), Möhre (besonders Möhre und Pastinake schälen) wenn dein Baby nicht zu Verstopfung neigt (einfach ausprobieren), rote Beete, Sellerie, Fenchel, Zucchini & Gurke (beides ev. schälen und Kerne entfernen)
- Fette: Lein-, Hanf-, Walnuss- u. Kokosöl, Muse wie Sesam, Mandel, generell alle Nüsse am besten über Nacht einweichen, wenn man daraus z.B. Pflanzendrinks herstellen möchte.
- Getreide(flocken): Hirse, Reis, Dinkel falls ihr nicht auf Gluten verzichten wollt und Hafer (gibt es auch glutenfrei). Falls euch im Gegenteil sogar wichtig ist, euer Kind an Gluten zu gewöhnen, könnt ihr Folgendes probieren: Täglich 7g glutenhaltiges Getreide zuführen, die Menge alle zwei Wochen steigern und beobachten, wie dein Zwerg darauf reagiert.
- Hülsenfrüchte: Erbsen
- Getränke: gekochtes bzw. gefiltertes Wasser, ev. ganz dünner Tee z.B. aus Pfefferminze

Ab 6 Monate, meist abends

Der Brei darf schon festere Konsistenz haben bzw. Nahrungsmittel können nun schon grob zerdrückt oder püriert sein, Rohkost auch gerieben

- Gemüse: Kohlrabi, Kohlgemüse allgemein, Spinat & Mangold (sparsam wegen Nitrat)
- Obst: Beeren, Pfirsich, Traube, Melone, Apfel ungeschält und geraspelt
- Getreide: Mais, (Pseudo-)Getreide aufgrund der Bitterstoffe in nur sehr geringen Mengen wie Quinoa, Amarant, Buchweizen
- Sonstiges: Kümmel, Fenchel, Anis, Dille, Wasser (muss nicht mehr abgekocht sein)

Ab 7 Monate, Nachmittags- oder Frühstücksmahlzeit

- Hülsenfrüchte und Fette: Joghurt z.B. aus Mandel oder Kokos, Tempeh, rote oder gelbe Linsen, Kichererbsen
- Getreide: Teigwaren, Knäckebrot (hier gibt es viele Mehlsorten, die für Abwechslung sorgen, wie z.B. aus Kastanie, Kokos, Erdmandel,...)
- Jetzt kann dein Kind langsam lernen, selbst aus Trinkbechern zu trinken

Ab 10 Monate

Nun kann entweder Frühstück oder Nachmittagssnack, je nachdem was noch fehlt, eingeführt werden. Jetzt kann dein Kind schon fast alles mild gewürzt bzw. möglichst ohne Salz mitessen und spätestens auch mit dem Trinken anfangen.

Baby-Lead-Weaning (BLW) bzw. "Breifrei"

Manche Babys spucken jegliche Löffelinhalte aus oder mögen die Breikonsistenz einfach nicht. So war es auch bei meiner Tochter. Noch mit über 1,5 Jahren mochte sie nur entweder Fläschchen mit milchkonsistenzähnlichem Inhalt – gerne mit Carobpulver dabei, was du auch gerne bei der Entwöhnung von Muttermilch verwenden kannst (nicht als Ersatz!) – oder ganz Festes. Somit musste ich mir etwas anderes einfallen lassen als beim Sohnemann, der sich bereitwillig alles in seinen Mund schieben ließ (und auch dortbehielt bzw. begeistert hinunterschluckte). Das brachte mich zu BLW.

Geeignete Nahrungsmittel

Biete deinem Baby gerne an: Fenchel, Möhre, Kohlrabi, Gurke, Selleriestangen (diese beiden sind super mineralienhaltig). Ein Richtwert für die Größe von Gemüse-Sticks sind deine Finger. So groß in etwa kannst du deinem Baby Fingerfood anbieten. Gemüse ist besser als Fruchtsäure (Tomate, Erdbeeren, Zitrusfrüchte, etc.), was die kleinen Zähne betrifft. Grüne Blätter mineralisieren sie und ein guter Mineralienhaushalt senkt das Allergierisiko für Obstsäuren (diese werden dann besser vertragen).

BLW und zu wenig Nährstoffe?

Oftmals wird beim BLW kritisiert, dass die Kinder zu wenig Nährstoffe abbekommen, wohingegen es bei Breikindern eher passieren kann, dass sie mehr essen, als sie benötigen. Besprich bei Zweifeln einfach euren Speiseplan mit dem Kinderarzt.

Ich habe bei meiner Tochter vieles an Nährstoffen in ihre Fläschchen hineingeschummelt, woran man wieder aussetzen kann, dass diese Kinder ewig schlechte Esser bleiben, wenn sie immer so drannuckeln. Mir persönlich war es einfach wichtig, dass sie genug Nährstoffe bekommt, was bei ihrer homöopathischen BLW-Verzehrmenge und den verschmähten Breiversuchen äußerst unwahrscheinlich war.

Wobei sie ja immer noch gestillt wurde und man sich vermutlich oft viel zu schnell und viele Sorgen macht.

Vorteile von BLW

Zu diesen zählt die Frühförderung der motorischen Fähigkeiten, Selbstbestimmtheit und die Kinder bekommen einen natürlichen Zugang zum Essen, da sie die Nahrungsmittel in ihrer Beschaffenheit so kennenlernen, wie sie auch tatsächlich sind. Solltest du Bedenken wegen Verschlucken haben, so beobachte dein Baby immer genau, wie es mit unterschiedlichen Konsistenzen zurechtkommt und bleibe bei ihm. Gefährlich sind Lebensmittel mit demselben Durchmesser wie die Luftröhre, da diese stecken bleiben können. Also einfach ganz dünn schneiden.

Natürlich kannst du auch eine Mischform aus beiden Philosophien wählen, indem du zum Brei auch immer Fingerfood anbietest und somit die Vorteile beider Ernährungsformen für dein Kind nutzen kannst, wie z.B. höhere Nährstoffaufnahme (Brei) und Koordination (Fingerfood).

Es gibt Babys, die Brei überhaupt überspringen und sofort zur normalen Kost übergehen, sobald es mit den Zähnen möglich ist (bitte achte hier auf eine sehr sparsam gewürzte Kost).

Rohkostvariante gluten- u. zuckerfrei

Ich möchte hier eine interessante Frischkost-Variante mit dir teilen, mit der du keine gluten- u. zuckersüchtigen Kinder heranziehst.

Als Vorstufe kannst du deinem Baby Möhrensaft (bio, wenn selbst gemacht bürsten, nicht schälen) anbieten, eine Woche später Apfelmus und danach Apfel & Banane als Mus gemeinsam. Mit diesen drei Nahrungsmitteln hast du schon einen guten Vitalstoffanteil zusammen und kannst nun beginnen, nach und nach ganze Mahlzeiten zu ersetzen. Zum Saft ist noch anzumerken, dass dies eine Mahlzeit ist und idealerweise mit Löffelchen gefüttert, anstatt als Getränk vielleicht in einem Fläschchen angeboten wird. Hier noch ein paar Beispiele für geeignete Lebensmittel für den Start: Gemüse wie Möhren, Fenchel, Blumenkohl, Pastinake, Kürbis, Kohlrabi, rote Beete, Spinat, Sellerie, Tomate, rote Paprika, Gurke, grüne Blätter wie etwa von Wildkräutern, Obst wie Apfel, Banane, Pfirsich, Mirabelle, Renekloden, Pflaume, Aprikose, Birne, Kirsche (ohne

Kern), Traube, Beeren, Keimlinge, Mandel, Walnüsse, Leinsamen, Sesam, Avocado, uvm. Bei Grünzeug wie Blättern oder Sprossen (offiziell nicht empfohlen, ich habe sie Kindern jedoch schon früh gegeben) ist es auch okay, wenn die Kinder sie auslutschen und danach wieder ausspucken – so entsaften sie sie quasi.

<u>Beispiel-Einführungsplan</u>
Du könntest wieder im Abstand von zwei Wochen oder mehr, nacheinander folgende Mahlzeiten einführen:

- Vormittag: Obst(brei)
- Mittag: Rohkost-Gemüse(-Brei)
- Abend Getreide (gekeimt), da dies gut sättigt und dabei hilft, durchzuschlafen

Wenn dein Baby älter ist als acht Monate und schon verschiedene Geschmäcker kennengelernt hat, kannst du ihm gerne nun Grüne Smoothies (Obst + grüne Blätter) anbieten.

<u>Reihenfolge Einführung verschiedener Konsistenzen</u>

- Saft
- Brei
- Sticks / Fingerfood

Je nachdem was dir bzw. euch sympathisch erscheint, kannst du nun eher auf Breie setzen oder deinem Kleinen nach BLW-Manier alles selbst in die Hand drücken.

<u>Zu vermeidende Nahrungsmittel im ersten Jahr</u>

Honig: er kann Spuren des Bakteriums Clostridium botulinum bzw. dessen Sporen enthalten. Da dein Baby bzw. dessen Magen noch kaum bzw. nur sehr wenig Magensäure produziert, gelangt das Bakterium in den Darm, wo dessen Gift die Nerven schädigen und in weiterer Folge zu Muskellähmung bis hin zum Todesfall führen kann. Da manche Veganer das mit dem Honig nicht so streng nehmen, habe ich diesen Punkt mit aufgezählt.

Zucker, scharfe Gewürze, Salz (wenn, dann nur sehr sparsam) und *Zusatzstoffe* – wie für dich idealerweise wenn du noch stillst auch – am besten komplett meiden und stattdessen so natürlich wie möglich essen.

Unter einem Jahr gehe bitte generell besonders achtsam mit folgenden Nahrungsmitteln um: Orangen, Tomaten (hier bitte immer den grünen Teil beim Stielansatz entfernen und grüne Stellen aufgrund des Solaningehaltes) und Erdbeeren. Viele Babys reagieren empfindlich auf Fruchtsäure. Je besser ihr Mineralhaushalt aussieht, desto weniger Probleme haben sie damit.

Wichtige Nährstoffe

Mit sieben bis neun Monaten benötigt dein Baby ca. 250kcal aus Nahrung als Energie zusätzlich zu (Mutter-)Milch, ca. 6g Protein, 225mg Calcium, 4,8mg Eisen und 1,4mg Zink, weiters Fett, Kohlenhydrate und weitere Nährstoffe, die es über die Nahrung aufnimmt. Zudem ca. 600ml Säuglingsmilch. Das sind Richtwerte und dienen rein der Orientierung. Ich kenne auch voll gestillte Babys die erst ab einem Jahr feste Nahrung zu sich genommen haben und heute im Schulalter keinerlei Mangelerscheinungen aufweisen (oder je aufgewiesen haben).

Mit 10-12 Monaten kannst du dich an folgenden Richtwerten bezüglich Nährstoffaufnahme aus fester Nahrung zusätzlich zu Muttermilch oder Formulanahrung (400ml) orientieren: 450kcal, 9,7g Protein, 325mg Calcium, 5,8mg Eisen, 2,8mg Zink (und wieder wie oben Kohlenhydrate, Fett und verschiedene Nährstoffe, die über die Lebensmittel aufgenommen werden).

Hier liegt besondere Aufmerksamkeit auf der Zufuhr von Calcium, Eisen, Iod, Selen (Paranüsse gerne zu "Milch" verarbeiten), Zink, die Vitamine D, B2, B12 und Eiweiß, wobei auch Fett nicht außer Acht gelassen werden darf. Auf ein paar Nährstoffe davon möchte ich nun noch näher eingehen.

Vitamin D

Ich werde hier nicht mehr allzu viele Worte darüber verlieren, da es auch schon im Stillkapitel diskutiert wurde. Dennoch ist es wichtig, vor allem wenn dein Baby nun mehr Beikost bekommt, dass es dies direkt durch Sonne oder Tropfen aufnehmen kann.

Aus der Anthroposophie gelten als für Rachitis anfällige Typen verträumte Gemüter mit eher großem Kopf. Gegenteilige Charaktere mit kleinerem Kopf, die aktiv und von fester, muskulöserer Konstitution beschaffen sind, gelten demnach als weniger anfällig auf diese Krankheit.

Vitamin B12

Sobald du deinem Baby feste Nahrung anbietest, ist es Zeit für ein Supplement, am besten in Tropfenform. Bis dein Baby vier Monate alt ist, braucht es täglich 0,4-0,8µg davon – idealerweise über Muttermilch bzw. ist Formulanahrung damit angereichert. Danach bis zum 1. Geburtstag sind es 0,8-1,6µg. Das erreichst du über eine tägliche Gabe von 10µg Cyanocobalamin bzw. 20µg Coenzymform.

Iod

Am besten eine Messerspitze Norialge pro Tag.

Eiweiß

Die Muttermilch besteht aus gerade mal 1-2% Protein und das ist vollkommen ausreichend, sogar in der stärksten Wachstumsphase eines Menschen. Die Magensäure ist noch schwach, also bitte in der Einführung der proteinhaltigen Lebensmittel behutsam vorgehen und nicht gleich jene mit 20% Eiweißanteil wie für Erwachsene empfohlen anbieten.

Gut geeignete eiweißhaltige Nahrungsmittel für dein Baby sind: Mandeln, Sesam, maßvoll Sonnenblumenkerne, Kürbiskerne (alle festen Körner sind gut geeignet als Mus oder Pflanzendrink), Buchweizen, grüne Blätter z.B. von Wildkräutern, Obst, Gemüse, Mikroalgen (z.B. Chlorella), frischer Getreidegrassaft (du kannst sämtliche Getreide wie Weizen, Dinkel, Gerste, Einkorn usw. ankeimen, danach in Erde setzen und zu Gras wachsen lassen), auch als Pulver erhältlich.

Kohlenhydrate

Stärke (Kartoffeln & Co) ist nicht als allererste Nahrung gedacht. Solange ein Kind nur saugen kann, speichelt es die Nahrung nicht ein (sie wird direkt hinuntergeschluckt), was jedoch für die Stärkeverdauung essenziell ist, da diese im Mund beginnt. Dies ist nicht günstig für die Stärkeverdauung. Folgen können beispielsweise Verdauungsstörungen, Verstopfung, Durchfall, Kolik, Ausschlag, oder Mandelprobleme sein. Wenn du hier auf der sicheren Seite sein möchtest, biete deinem Baby nach der Muttermilch als erstes Obst oder Gemüse an, erst danach Getreide. Wenn du dieses jedoch erhitzt, wird die Stärke verkleistert, die kindliche Verdauung plagt sich und viele Kinder reagieren auch mit Erkältungen. Auch empfiehlt es sich, Smoothies mit stärkehaltigem Obst wie Bananen oder Gemüse zu löffeln, um hier die erste Verdauungsstation nicht zu überspringen.

Fett

Ein Säugling benötigt 45-50% der Nahrung pro Tag davon, bei Kleinkindern sind es 35%. Samen und Nüsse sind hier wieder eine gute Wahl, auch native und kaltgepresste Öle wie Weizenkeimöl (Vitamin E), Lein-, Walnuss- u. Hanföl (Omega-3-Fettsäuren), du kannst auch Algenölkapseln öffnen und den Inhalt ins Essen mischen, auch gut sind Kokosöl und Avocados.

Chlorophyll

Genaugenommen handelt es sich hier um einen sekundären Pflanzenstoff, der so wertvoll ist, dass ich hier gesondert auf ihn eingehen möchte. Der grüne Pflanzenfarbstoff Chlorophyll ist im Aufbau unserem Hämoglobin sehr ähnlich, enthält als zentrales Atom statt Eisen Magnesium, wodurch Biophotonen (Lichtenergie = Leben) gespeichert werden. Dadurch organisieren sich unsere Zellen neu, verjüngen sich, besitzen hohe Ordnungskraft und sind vor allem gut für Wachstum bei Kindern und deren Gesunderhaltung. Weiters wird die Blutbildung und -Reinigung gefördert, das Immunsystem gestärkt, es wirkt als Heilmittel für und gegen vieles, zudem blutzuckerregulierend, uvm. (die Liste der sonstigen gesundheitlichen Vorteile ließe sich noch lange fortführen). Gute Quellen für Kinder & Babys: Wildkräuter wie Malve, Spitzwegerich, Giersch, Vogelmiere, Gänseblümchen, Taubnessel, Bärlauch, grüne Sprossen (Alfalfa), Spinat, Batavia- u. Feldsalat, Gartenkräuter, Kohlblätter, Weizengrassaft.

Weitere wichtige Infos

Allergien: Du kannst deinem Baby ruhig auch potenzielle Allergene wie Sellerie, Nüsse (zunächst als Mus) usw. achtsam und in ganz kleinen Mengen anbieten, selbst wenn in eurer Familie Allergien bereits vorkommen. Sollte jemand von euch extrem stark auf ein Allergen reagieren (z.B. mit Atemnot), besprich dies lieber mit eurem Arzt. Ansonsten kannst du ab sechs Monaten in kleinen Mengen und einzeln gerne testen, wie es deinem Kind mit dem jeweiligen Nahrungsmittel geht. Bitte auch wirklich einzeln, damit du bei eventuellen Reaktionen wie z.B. Erkältungssymptome, Schwellungen, Hautrötungen, Atembeschwerden, Durchfall oder Erbrechen Rückschlüsse auf das symptomverursachende Lebensmittel ziehen kannst.

Trockenfrüchte dienen als Energie- u. Vitalstofflieferanten, sollten jedoch sparsam verzehrt und auch gerne über Nacht eingeweicht werden.

Beim *Würzen* sparsam vorgehen und erst ab einem Jahr behutsam mehr Gewürze einführen.

Nitrat: Besonders bei Spinat, Mangold, Fenchel, Kohlrabi, Pastinaken immer Freiland- bzw. Bioware wählen, da hier der Nitratgehalt geringer ist als in Folientunnelgemüse. Warum ist das wichtig? Weil bei der Verdauung Nitrat in Nitrit umgewandelt werden kann. Dieses wiederum wandelt Hämoglobin in Methämoglobin um, welches keinen Sauerstoff in die Gewebe transportieren kann, wodurch dort ein Sauerstoffmangel entsteht. Worst-Case-Szenario: innere Erstickung → Blausucht (= Unterversorgung des Blutes mit Sauerstoff). Wenn dein Kind an einer bakteriellen Magen-Darm-Infektion leidet, sollte es diese Lebensmittel nicht essen, da in diesem Zustand vermehrt Nitrat zu Nitrit im Darm umgewandelt wird.

Getränke: Im ersten Halbjahr braucht dein Baby normalerweise nur (Mutter)-Milch oder bei Bedarf abgekochtes Leitungswasser. Danach ist das Abkochen laut offiziellen Empfehlungen nicht mehr nötig.

Noch ein wichtiger Punkt: Vegane Kinder nehmen häufig *hohe Mengen an Ballaststoffen* auf, wodurch sich langfristig ein Energie- u. Eiweißmangel (hohe Ballaststoffzufuhr verringert die Bioverfügbarkeit von Aminosäuren) manifestieren kann. Hier empfiehlt sich eine Erhöhung der Eiweißmenge und generell die Wahl energiedichter Nahrungsmittel wie Nuss- od. Samenmuse bzw. -Aufstriche, Tahin, Avocados, etc.

Falls du das Gefühl hast, dein Baby *isst zu wenig*, weil es abgelenkt ist, versuche, seinen Fokus am Tisch zu halten, indem du z.B. eine Kerze anzündest.

Bitte behalte die *Arsenproblematik* besonders in Kinderprodukten wie Reiswaffeln & Co. im Hinterkopf, biete deinem Kind nicht täglich davon etwas an (maximal 2x/Woche) und kombiniere Reisprodukte nicht mit Fett, da auf diese Weise Arsen besonders "gut" aufgenommen wird. Gar kein Reis in der Kinderernährung unter sechs Jahren könnte das lebenslängliche Risiko an Blasen- und Lungenkrebs zu erkranken um 6-23% senken.

KLEINKINDESSEN

Bis zum Alter von zehn Jahren wird vieles geprägt. Was schmeckt dem Kind? Was sieht es gerne, welche Farben mag es? Wo fühlt es sich wohl? Grundsätzlich isst dein Kind spätestens mit zwei Jahren, wenn alle Hauerchen bissfertig ausgebildet sind, mit dir mit (meist eher früher).

Nährstoffe

In diesem Abschnitt möchte ich noch kurz auf die kritischsten Nährstoffe für Kleinkinder, speziell bei z.B. unausgewogener, unnatürlicher und / oder zuckerhaltiger Ernährung eingehen und wo du sie findest. Du kannst dich dabei auch an die Infos aus dem Schwangerschaftsteil bezüglich was wo drin ist und welche Nährstoffe zu beachten sind halten, wobei ich auch an Selen erinnern möchte. Besonders hebe ich die viel diskutierte und potentielle Mangelware Vitamin B12 und Eisen hervor. Wie bereits im Beikost-Kapitel erwähnt, ist die Ballaststoffzufuhr bei vegan ernährten Kindern oft relativ hoch, wodurch eine Erhöhung des Proteinanteils in der Ernährung empfehlenswert ist. Ich gebe zur Erinnerung jeweils ein paar Beispiele für die jeweiligen Nährstoffquellen.

Protein
Es wird von deinem Kind nach wie vor für sein Wachstum benötigt, sowie für den weiteren Aufbau und immer wieder auch für Reparatur von Gewebe. Außerdem sind Proteine wichtig für die Enzymbildung. Enzyme wiederum mischen bei vielen Körperfunktionen als Katalysatoren mit. Du kannst dein Kind über Linsen, Erbsen, Nüsse, Samen, Tofu, Kartoffeln um nur ein paar Beispiele zu nennen wunderbar mit Proteinen versorgen.

Omega-3-Fettsäuren
Sie sind wichtig für das Gehirn (und vorbeugend gegen Herz-Kreislauf-Krankheiten). Je nachdem, wie du dies deinem Kind zutraust und wie alt es ist, kannst du ihm Algenölkapseln geben oder öffnen und das Öl auf einen Löffel

träufeln. Weitere (immer zusätzlich zu Algenöl zu wählende) Quellen sind Hanf, Walnuss, Chiasamen, Leinsamen und deren Öle.

Vitamin B2

Riboflavin ist wichtig für das Nervensystem, das Gehirn und für die Fähigkeit des Körpers, Nahrungskalorien zu nutzen. Gute Quellen sind Hefeflocken, Mandeln, Hülsenfrüchte, Avocados, grüne Blattgemüse und Pilze.

Vitamin B12

Benötigt werden täglich 1-2µg, was über eine Gabe von z.B. 2 x täglich 10µg Cyanocobalamin bzw. 20µg der Coenzymformen (z.B. Methylcobalamin) erreicht werden kann. Eine weitere Möglichkeit wären 100µg alle zwei Tage.
Hier ist es für dein Kleinkind zu finden:

- Angereicherte Säfte/Pflanzendrinks
- Chlorella-Alge, Sprossen & Keime (z.B. Quinoakeimlinge)
- Supplement in Tropfen- od. Tablettenform

Am besten kombinieren, bzw. mehr als eine Quelle wählen.
Einen Mangel erkennst du an Entwicklungsstörungen, z.B. bei Schwierigkeiten zu gehen, da B12-Mangel Schäden im Nervensystem verursacht.

Vitamin D

Auch hier möchte ich noch einmal auf dieses wichtige Vitamin eingehen. Wie bereits erwähnt, liegen die Empfehlungen ab zwei Jahren bei 500-600 IE täglich (K2 nicht vergessen). Meine Kinder (drei und fünf Jahre alt) bekommen jeden zweiten Tag Tropfen mit einer Dosierung von 1.000 IE (plus entweder extra oder im Präparat dabei Vitamin K2, siehe vorhergehende Kapitel). Im Sommer solltest du sicherstellen, dass dein Nachwuchs täglich 15-30 Minuten in der Mittagssonne verbringt. Natürlich könnt ihr auch zu dieser Jahreszeit ein Präparat verwenden, doch ist die Nutzung der Sonne die natürlichere (und auch kostengünstigere) Variante.

Eisen

Eisen ist essenziell für die Aufgaben sämtlicher Körperfunktionen.

Mangelerscheinungen zeigen sich in Anämie, Appetitlosigkeit, Einbußen in der Vitalität und erhöhter Infektanfälligkeit. Ein Mangel muss sich jedoch nicht zwingend zeigen und kann – unentdeckt – zu Störungen in der geistigen Entwicklung oder im Verhalten führen. Ein Zuviel an Eisen ist immer ungünstig und generell ist eine Supplementierung, wenn möglich, zu vermeiden bzw. natürliche Quellen vorzuziehen.

Hier ist es für dein Kleinkind zu finden

- Alles was rot ist (z.B. Beeren, rote Beete, etc.)
- Grüne Blätter (Spinat & Co, Grün von Gemüse wie z.B. Möhrengrün, Kräuter wie Petersilie, Wildkräuter), grüne Gräser, bestimmte Baumblätter (z.B. Linde)
- Nüsse & Samen: Sonnenblumen- u. Kürbiskerne, Sesam (Tahin), Chiasamen, Mandeln, Pistazien
- (Pseudo-)Getreide: Hirse, Quinoa, Amarant, Buchweizen (alles Vollkorn)
- Hülsenfrüchte: Kichererbsen, Linsen, Bohnen, Süßlupine
- Trockenfrüchte: Datteln, Aprikosen, usw. (in Maßen – eher zum Süßen)
- Sonstige: Carobpulver, Kakaopulver, schwarze Melasse

So wird die Aufnahme verbessert:

- Schüssler Salz Nr. 3 D12 (Ferrum phosphoricum)
- Grundsätzlich alle Getreide, Samen, auch Nüsse und Hülsenfrüchte einweichen, ev. keimen (Nüsse nur einweichen und dann verzehren) und trocknen / dörren
- Gleichzeitige Aufnahme mit Vitamin C (praktisch in allem Obst und Gemüse enthalten)

Eisenreiche Speisen:

- Müsli mit Pflaumen, Weizenkeimen oder Rosinen
- Tahin, Hummus oder Linsenaufstrich auf Brot oder Waffel
- Eisenreiche Gemüse mit Nori-Flakes würzen und Bohnen oder eisenreiche (Pseudo-)Getreide wie Amarant, Quinoa oder Hirse dazu reichen
- Snacks wie Trockenfrüchte (z.B. Aprikosen), Cashewkerne oder Sonnenblumenkerne
- Dunkle Schokolade als Nachspeise (aufgrund der Begleitstoffe kleine Mengen)

Sonstiges zu Eisen:

Supplementierung ist nur nötig bei schwererem Mangel bzw. Anämiesymptomen. Auch die innere Einstellung hängt mit der Eisenaufnahme zusammen. Diesbezüglich kann die Leistungsfähigkeit deines Kindes auch ein Indikator für die Eisenversorgung sein. Falls dein Kind Anzeichen von "Pica" zeigt, indem es auffällig gerne oder viel Schmutz, Erde oder Papier isst, kann es sein, dass es unter Eisenmangel leidet.

Zink

Zink ist wichtig für die Entwicklung des Kindes, mischt in der Funktion aller Körperorgane mit und beeinflusst viele weitere Funktionen, wie z.B. den Stoffwechsel der Makronährstoffe, Insulin, Immunsystem, Wundheilung und die Nutzung von Vitamin A. Ein Mangel ist erkennbar an geringem Appetit, gestörtem Geschmackssinn, langsamer Wundheilung.

Nutze nachstehende Quellen am besten täglich, da Zink aus pflanzlichen Quellen nicht so gut aufgenommen wird: Nuss- u. Samenmuse, Tofu, Vollkornprodukte, Hülsenfrüchte. Unser Allgemeinmediziner hat das Präparat "Zink verla" (vegan) empfohlen, da er bei meinem Sohn ausgetestet hat, dass ihm eine Extraportion guttäte.

Calcium

Die Calciumversorgung fällt bei 1-5jährigen Kindern auch oft knapp aus, ist jedoch wichtig für den Knochenaufbau, das Nervensystem und viele Körperfunktionen. Gute Quellen sind Mandeln, Hanf(milch), grüne Blattgemüse, Tofu, Feigen, Samen, Tahin.

Selen

Wichtig für Immunsystem, Zellteilung u. -Wachstum, Knochen, Muskeln, uvm. Du erkennst einen Mangel an weißen Flecken auf den Fingernägeln. Paranüsse sind eine gute Quelle, wenn du jedoch harte Nüsse noch nicht anbieten möchtest, kannst du gerne eine "Milch" daraus machen, außerdem Gemüsesorten wie Brokkoli, Weißkohl, Zwiebel & Knoblauch, wenn sie vertragen werden, Pilze, Spargel und Hülsenfrüchte geben.

Omega-3-Fettsäuren

Auch die Zufuhr von Omega-3-Fettsäuren, die wichtig für das helle Köpfchen sind, ist nach wie vor von Bedeutung. Wie erwähnt verwenden wir dazu Algenölkapseln, die eine sehr angenehme Konsistenz haben. Ansonsten kannst du die Konzentration deines Kindes mit Kinderyoga und -Meditation fördern. Es gibt hierfür auch schon sehr schöne Poster und (Spiel)-Karten, YouTube-Videos und auch Kurse mit echten Menschen.

Iod

Dieses ist wichtig für die Gehirnentwicklung und Produktion des Hormons Thyroxin, welches wiederum die Schilddrüsenfunktion beeinflusst. Weiters regelt es den Stoffwechsel, beeinflusst Körpertemperatur, Puls und die Art und Weise des Körpers, Nährstoffe aus der Nahrung aufzunehmen. Eine gute natürliche Quelle stellen z.B. Noriblätter dar. Ansonsten ist, wenn man das nach diesem Buch immer noch verwenden möchte, Speisesalz bei uns iodiert und selbst wenn du dies nicht integrierst, ist es z.B. auch im (gekauften) Brot enthalten. Ein wenig Iod findest du auch in Hülsenfrüchten oder Pilzen. Um einem Iodmangel vorzubeugen, lassen wir uns regelmäßig auch asiatische, algenreiche Speisen wie Misosuppe und Maki (diese machen die Kinder auch gerne selbst mit) schmecken.

Superfoods

Folgende nährstoffreiche Superfoods kannst du deinem Kleinkind regelmäßig anbieten:

- Carobpulver (= Johannisbrot, das ist unser "Kakao" nur ohne Koffein) – super-leckerer Calcium- u. Eisenlieferant.
- Schwarze Melasse
- Tahin bzw. Sesam (Calcium)
- Moringa
- Mandelmus
- Grüne Blätter

- Chlorella
- Gojibeeren
- Acai
- Leinöl bzw. Leinsamen
- Chiasamen
- Baobabpulver
- Erdmandeln (gute Basis für Milchiges)
- Hanf (super für Wachstumsphase und beinhaltet Protein, Eisen, Folsäure und Zink)
- Sprossen
- Kokosnuss, auch äußerlich als Öl gegen Insekten/Zecken, Pflege, Zahnöl, usw.
- Hefeextrakt bzw. -Flocken
- Chlorella (Grünalge)
- Spirulina (Cyanobakterie)
- Grassaft bzw. Pulver wie z.B. Gerstengraspulver in Getränk einrühren

<u>Spirulina & Chlorella</u>

Spirulina wird aufgrund ihres Protein- u. Nährstoffgehalts bei Hilfsprojekten eingesetzt, um mangelernährte Kinder in Drittweltländern aufzupäppeln – mit großem Erfolg, denn schon ein paar Wochen nach täglicher Einnahme von ca. 3g konnten deutliche Verbesserungen von Körpergröße & -Gewicht erzielt werden. Weiters erhöhten sich die Werte für Hämoglobin, Vitamin A und Proteine. Spirulina wirkt antiviral, unterstützt Muskelaufbau und die Darmflora. Ein Projekt in Columbien wo Kindern mit weit fortgeschrittenen Mangelerscheinungen im Alter zwischen drei und dreizehn Jahren täglich 1-3g Spirulina verabreicht wird, zeigt, dass ohne weitere Ernährungsumstellung nach drei Monaten signifikante Verbesserungen zu verzeichnen sind.

Wenn du beide grünen Superfoods für euch nutzen möchtest, denk daran, zuerst Chlorella einzunehmen und mit Spirulina eine halbe Stunde mindestens zu warten. Ansonsten ergänzen sich die beiden von ihren Nährstoffprofilen her sehr gut. Ich trinke beides in Pulverform immer mit Wasser. Mit sehr hoher Wahrscheinlichkeit wird das deinem Kind nicht so wahnsinnig gut schmecken. Ich mische es gerne in einen Saft mit Wasser oder in Shakes bzw. Smoothies.

Gesunde Kinderernährung im Alltag

Zum Abschluss möchte ich dir noch ein paar Ideen mitgeben, wie du deinem Kind gesundes Essen mit Genuss und Freude näherbringen kannst.

Forscher in der Natur

Nach dem ersten Frost kannst du dein Kind einpacken und mit ihm draußen nach Hagebutten suchen. Sie sind wahre Nährstoffbomben und du kannst jetzt das weiche Fruchtmark gut hervorholen. Im Sommer könnt ihr einen Beerenspaziergang machen und euch das ganze Jahr über für Wildkräuter, Gräser und Baumblätter, auch andere Früchte oder Nüsse interessieren. Von den meisten Wildkräutern sollte man nicht allzu viel essen, aber es lohnt sich, sich mit dem Thema näher zu beschäftigen. Meine Kids snacken auch gerne Wildkräuter im Garten, würden sie aber nie als Salat oder Mahlzeit essen. Ansonsten gibt es auch immer öfter Projekte, durch die im Ort oder in der Stadt natürliches Naschverhalten gefördert wird, indem Bäume und Sträucher dafür gepflanzt werden. Bei uns gibt es zum Beispiel in der Nachbarstadt leckere Beerensträucher am Spielplatz oder in unserem Ort welche neben dem Fußgängerweg, schau dich doch mal nach solchen Projekten in deiner Gegend um.

Sprossen und das Einbinden in den Entstehungsprozess

Sprossen lassen sich super entsaften oder auch Smoothies beimengen, schmecken lecker in Salat, auch Obstsalat, Crackern oder Müslis, sind als Nährstoffbomben eine tolle Nahrungsergänzung und Kinder freuen sich auch, in den Keimprozess miteingebunden zu werden. Sie beobachten, wie die Samen zu keimen beginnen, sich verändern, helfen je nach Alter beim Wässern, Einweichen, etc. und naschen dann gleich auch mal so ein paar sprossige Freunde nebenbei mit. Besonders geeignet für kleine Kinder zu Beginn sind Alfalfa- und Kleesprossen. Scharfe Sorten wie Senf- oder Radieschensprossen lieber noch nicht anbieten und wenn, dann eher in gekochten Suppen, da werden sie milder. Wenn deine Kinder lernen, zu solchen Superfoods als Fastfood zu greifen, wenn mal der schnelle Gusto oder kleine Hunger kommt, hast du schon eine tolle Basis gelegt. Von "Sprossen-Tante" Angelika Fürstler habe ich die liebe Idee, mit Sprossen im Tontopf (mit Erde oder auch z.B. mit

Watte für Kresse) Geschenke wie z.B. Osterhasen zu basteln. An dieser Stelle möchte ich kurz anmerken, dass Sprossen – laut offiziellen Empfehlungen (was man davon halten mag, ist jedem selbst überlassen) – für Kinder aufgrund ihrer Anfälligkeit für (krankheitserregende) Keime nicht empfohlen sind. Wie immer, bilde dir hier deine eigene Meinung oder hole fachkundigen Rat ein.

Saftladen

Ein anderes Beispiel aus unserem Alltag sind Säfte, die wir phasenweise morgens selbst aus Gemüse und Äpfeln herstellen. Ich schneide, die Kinder mit altersgerechten Messern jeder auf seinem eigenen Brett ebenfalls, danach gibt ein Kind die Stücke in den Entsafter und das andere hilft mit dem Stopfer nach. So schmeckt der Saft gleich viel besser. Falls sie ihn mal gar nicht runterbekommen bzw. zu wenig Äpfel drin sind, kommt eine kleine Portion Obstsaft vom Biobauern des Vertrauens dazu. Auch beim Einkaufen lasse ich sie selbst aussuchen und mithelfen (z.B. bringen mir die Kids in unserer Food-Coop Obst und Gemüse zum Abwiegen, tragen mal kleine Säckchen usw.). Auch beim Kochen oder (Brot-) Backen kannst du Kinder wunderbar mit einbeziehen, indem sie Gemüse waschen, umrühren, würzen, usw.

Einseitige Vorlieben

Wenn dein Kind z.B. am liebsten und nur Nudeln essen möchte, kannst du auch hier Abwechslung reinbringen, indem du Teigwaren aus anderen Nahrungsmitteln anbietest wie etwa aus Linsen, Reis, Kichererbsen usw., wo man eine schöne Abwechslung in den sonst vielleicht einseitigen Speiseplan bringen kann. Als Vorspeise Rohkost-Sticks nehmen die Zwerge meist gut an, um hier noch ein paar frische Nährstoffe zu integrieren, die Wenigsten verschmähen Fingerfood. Verbote, Kontrolle, Erzwingen oder Belohnungen fördern keine positive Assoziation mit Essen bzw. gesundes Essverhalten. Lieber Auswahlmöglichkeiten mit wechselnden Geschmacksrichtungen anbieten.

Süßkram, Pommes & Co

Falls dein Kind nur "Ungesundes" wie Süßkram, Burger, Pommes & Co. mag, kannst du auch mal ausprobieren, diese Nahrungsmittel für eine Zeit lang komplett aus dem Speiseplan zu nehmen. Dann stellt sich der Geschmack um und das Verlangen danach lässt nach. Alternativ kannst du natürlich Pommes selbst im Ofen herstellen, als Abwechslung auch Süßkartoffel, Zucchini oder Kürbis dazu geben, Burger auch selbst machen, hier findest du zahlreiche Rezepte im Internet auf Quinoabasis, usw.

Unser Süßkram ist aktuell selbst gemachte Schokolade (siehe Rezeptanregungen). Bei uns ist es auch so, dass die Kinder am Wochenende mit Papa "Blödsinn" mitessen dürfen. Während der Woche gibt es einfach keine Chips, Süßigkeiten mit Zucker, etc. zu Hause. Wenn sie beim Einkaufen etwas mitnehmen wollen, erinnere ich sie daran, dass Papa heute arbeitet und es am Wochenende wieder Süßigkeiten gibt. Somit ist es für sie klar geregelt, wir haben selten Diskussionen, sie bekommen auch mal etwas, das ich vielleicht als nicht so optimal befinde, kann jedoch während der Woche wieder viel ausgleichen und alle sind einverstanden. Ich muss dazu sagen, dass mein Mann nicht sehr auf gesunde Ernährung achtet und ich nach den Völlerei-Wochenenden dann immer eine nette Herausforderung während der Woche habe, alles "wiedergutzumachen".

Verstecken spielen

In Aufstrichen, Pürees, pürierten Suppen, Laibchen bzw. Bratlingen, Gemüsepfannen oder Aufläufen kann man ungeliebte Nahrungsmittel wie vielleicht Getreide verstecken und dann nach dem Essen dem Kind erzählen, was alles drin war, damit es den guten Geschmack (wenn es geschmeckt hat) auch mit den darin enthaltenen Lebensmitteln assoziiert.

Ausreichend Nährstoffe

Beobachte, was dein Kind von dem Angebotenen auch tatsächlich akzeptiert, ob es dadurch genug Nährstoffe bekommt und ob du vielleicht an der einen oder anderen Ecke noch etwas tüfteln oder supplementieren solltest. Es gibt hier auch natürliche Möglichkeiten, wie z.B. Kräuterblutsaft mit Eisen, Chlorellapulver mit Vitamin B12 usw.

Vorleben

Vorbild sein bzw. die Ernährung, die du dir für deine Kinder wünschst, auch selbst leben ist authentisch und Kinder neigen dazu, Erwachsene nachzuahmen. Du kannst auch nach dem Einkaufen begeistert verkünden, dass du heute den schönsten Brokkoli bekommen hast oder lasse sie beim Einkaufen selbst aussuchen. Mein Sohn legt nun auch bewusst fleischlose Tage (bzw. nimmt es sich zumindest vor ☺ - also das Bewusstsein ist vorhanden) auch am

Wochenende ein, weil er einfach sieht, dass ich es gar nicht esse. Manchmal sagt er auch, dass er für einen Tag vegan is(s)t, wobei er es während der Woche sowieso zu 90% ist, zu Hause zu 99%, doch das zeigt mir, dass er sich damit auseinandersetzt. Auch meiner 3jährigen Tochter ist aufgefallen, dass ich mich anders ernähre und beginnt nun vermehrt, Fragen zu stellen. Vor ein paar Tagen hat sie im Restaurant gesagt: "Ich mag Tiere streicheln, nicht essen" und das Fleisch ausgespuckt. Meine Tante führte sie kürzlich zum Kinderball aus und sie hat ihr schon vorher genau diesen Satz am Telefon angekündigt. Sie hat dann angeblich trotzdem Würstchen gegessen, doch scheint sie sich immerhin mit dem Thema zu beschäftigen.

Weitere Anregungen, wie du deinem Kind das Essen schmackhaft machen kannst

Du kannst je nach Alter und Vorlieben Mahlzeiten kreativ gestalten und auch anderweitig deinem Kind das Essen schmackhaft machen. Z.B. könntest du Gesichter legen mit Tomatenaugen, Möhrennase, Gurkenmund oder einen Zug basteln aus Paprika und Gurkenrädern, dippen mit Hummus & Co. Beliebt sind auch kreative Namen. Wenn dein Kleinkind vielleicht ein Dinosaurierfan ist und ihr schon über die Pflanzenfresser gesprochen habt, könntest du etwas Grünblättriges mit drei großen spitz geschnittenen Avocadostücken entsprechend Triceratops mit seinen 3 Hörnern oder so nennen. Auch kannst du mit Temperatur und Konsistenz experimentieren und auf diese Weise herausfinden, was dein Kind gern mag und annimmt.

Für Getränke kannst du Strohhalme (unserer ist aus Metall) benutzen wenn das deine Kinder gern mögen, bunte oder besondere Gläser (bei uns kommen Schnapsgläser – "Stamperl" – gut an), und Formen etc. verwenden.

Mit Amarant, Quinoa & Co im Müsli oder Shake sorgst du für mehr gute Nährstoffe, gerne auch gekeimt oder schon als Sprossen. Als Abwechslung zu Brot kannst du Cräcker & Co bei 50°C und offenem Ofen 8-12 Stunden lang trocknen und erhältst das Resultat sogar in Rohkostqualität.

Mit Grünen Smoothies kannst du deinem Kind eine Vitalstoffbombe anbieten – süß anfangen und Grünanteil steigern (ruhig 80% Obst, 20% Blätter). Beliebt bei Kindern als Basis: Banane oder Mango. Nicht zu viele Zutaten – max. 2-3 Obstsorten, 1-2 Grünsorten wie Salat, Spinat, Vogelmiere – also Sorten, die mild schmecken. So kannst du auch Rituale wie ein morgendliches Smoothieritual einführen oder wenn Obst nicht so gut vertragen wird, am besten gemeinsam Säfte herstellen (z.B. Möhre, Apfel, Ingwer, ev. Kurkuma und Fenchel). Hier können Kinder schon mit eingebunden werden, indem sie selbst etwas schneiden oder in den Entsafter geben, dir Stücke reichen, je nach Alter.

Du kannst deinem kleinen Schleckermäulchen ein Nahrungsmittel ca. 10x anbieten, danach wird es häufig akzeptiert, wobei Kids oft auf uns als langweilig erscheinende einfache Gerichte stehen.

Wenn du Monomahlzeiten (nur ein Lebensmittel) oder auch alles einzeln in Schüsseln angerichtet anbietest und sie suchen sich selbst aus, was sie davon essen möchten wie z.B. Maiskörner, Oliven, Avocadostücke, Gurkenscheiben, kleine Tomaten, Tempehstückchen, Gewürze, Cracker, usw. kannst du ihnen eine Freude machen. Auf Vermischtes reagieren viele Kinder etwas skeptisch.

Kleine handliche Snacks/Speisen und eben nicht zu viel Vermischtes geht meist gut bei kleinen Kindern. Bei uns sind Avocado-Maki sehr beliebt und seit Neuestem grüne Blätter (z.B. Babyspinat) mit Sprossen (z.B. Leinsamen) als Wrap (mit Essig und Öl gewürzt), doch das ändert sich ständig. Kleiner Sicherheitshinweis: runde Formen wie Möhren haben teilweise die gleiche Größe wie die Luftröhre und können steckenbleiben. Lieber halbieren.

Sogenannte Quetschis, also meist püriertes Obst mit Saft, auch mal Getreide und Gemüse in Quetschbeuteln und pasteurisiert kannst du auch frisch selbst herstellen, hier noch erwähnte Superfoods beimengen und selbst in wiederverwendbare Quetschbeutel füllen. So genießt ihr auch die Fülle an Nährstoffen, die bei Pasteurisiertem abgetötet wurde.

Ansonsten möchte ich dir Mut zur Einfachheit machen und dich auffordern, deinem Kind natürliche Snacks und Nahrungsmittel zu geben und sie nicht ständig mit verarbeitetem Plastiktütenfutter zu versorgen, sondern lieber einfach mal ein paar Nüsse (je nach Alter) in die Hand drücken oder einen Apfel. Das ist gut für die Gesundheit, für die Zähne, fördert den Instinkt dafür, was guttut und ist oftmals auch kostengünstiger.

Kann ein Kind auch roh-vegan (über-)leben?

Ja, dafür gibt es in der Praxis zahlreiche Beispiele! Die kritischen Vitamine sind grundsätzlich ähnlich denen in der normalen veganen Ernährung mit Kochkost, das gilt somit auch für das Thema Nahrungsergänzungsmittel. Beachte, dass Kinder, die von Anfang an roh und sehr bewusst ernährt werden, die Nährstoffe besser aufnehmen können und meist nicht so viel brauchen wie andere. Achte dennoch auf eine ausreichende Fettzufuhr bzw. dichte Lebensmittel.

Algen, auch Mikroalgen, Leinsamen, Hanfsamen, sollten regelmäßig mit eingebaut werden und gute Fettquellen wie z.B. Avocados, Samen, Nüsse (auch meist selbst gemachte Pflanzendrinks oder Nussmuse), Kokosöl oder -Mus, usw.

Tolle Nährstoffe liefern auch Sprossen wie bereits mehrfach erwähnt – so können auch Hülsenfrüchte wie Linsen oder Getreide wie Einkorn oder Buchweizen verträglicher gemacht und auch roh verzehrt werden, wobei es bei glutenhaltigen Sorten noch besser wäre, sie zu Gräsern heranwachsen zu lassen (oder gutes, rohes Pulver zu besorgen) und diese zu entsaften.

Cracker, Obst, Puddings und Suppen, Zoodles (Nudeln aus Gemüsestreifen wie Zucchini, Süßkartoffel, Karotten,...) sind beliebte Gerichte. Auch Gemüsesticks mit reichhaltigen Dips kommen gut an. Smoothies werden auch gerne genossen, nur als Baby bitte noch nicht am Anfang der Beikost damit starten, damit das Kind zuerst die einzelnen Geschmacksstoffe kennenlernt.

Wie immer ist es auch hier wichtig, dass die Ernährung nicht einseitig ist und nicht z.B. nur aus Trockenfrüchten besteht (diese sollten vor allem auch in Bezug auf das Thema Karies maßvoll verzehrt werden, da alles was klebt auch Karies fördert).

Vielleicht möchtest du einfach auch nur den Rohkost-Anteil in der Ernährung deines Kindes erhöhen, dann kannst du vor jeder Mahlzeit Obst oder Gemüse anbieten, das lässt sich meist auch kreativ gestalten, sodass es besser angenommen wird. Viele machen es auch so, dass sie ihren Nachwuchs tagsüber roh ernähren und abends wird dann etwas Warmes angeboten wie gekochte Hirse, eine richtig warme Suppe (natürlich auch in Rohkostqualität unter 42 °C möglich), Ofengemüse, Haferbrei, usw.

Wie ein Tag für dein Kleinkind aussehen könnte, beschreibe ich im Kapitel über Futterplan-Anregungen.

Was ist eine Perzentilkurve?

Das ist praktisch der Body-Mass-Index für Kleine. Um zu beurteilen, ob dein Kind "normal" groß und schwer ist, kannst du dich – gerne auch gemeinsam mit dem betreuenden Kinderarzt – an der Perzentilkurve, die du im Internet leicht finden kannst, jeweils für Buben und Mädchen orientieren. Sie basiert auf dem Body-Mass-Index (BMI), der Körpergröße und -Gewicht zueinander in ein Verhältnis setzt und aussagt, ob jemand normal-, unter- oder übergewichtig ist. Bei Kindern variieren diese beiden Faktoren aufgrund ihres starken Wachstums, weshalb etwas andere Messwerte gelten als für Erwachsene. Der Normalbereich gilt zwischen Perzentile 10 und 90. Liegen die Werte deines Kindes z.B. bei Perzentile 60, bedeutet das, dass 40% aller Kinder in diesem Alter einen höheren BMI, 60% einen niedrigeren BMI aufweisen. Unter P10 ist dein Kind untergewichtig, über P97 adipös, über 99,5P leidet es unter extremer Fettsucht.
Du brauchst dich nicht zu sorgen, wenn die Werte deines Kindes hier mal etwas ausreißen. Vor allem, wenn dies nur vorübergehend ist. Wichtig ist es, die langfristige Entwicklung und Tendenzen im Auge zu haben und dann gegebenenfalls den Kinderarzt zu kontaktieren.

ANREGUNGEN ZUM FUTTERPLAN

In diesem Kapitel möchte ich dir ein paar Ideen zu eurem Speiseplan – für dich in der Schwangerschaft und dein Kind in den unterschiedlichen Altersstufen – mitgeben.

Für Mama

Grober Ess-Fahrplan für einen Tag Schwangerschaft
Die Klammern beschreiben jeweils eine Portion

- 6 Portionen (Vollkorn-)Getreide (1 Scheibe Brot oder 1/2 Tasse gekochtes Getreide, auch z.B. als Pasta)
- 7 Portionen Protein (1/2 Tasse Hülsenfrüchte, 2TL Nuss- od. Samenbutter, 1/4 Tasse Nüsse)
- 6-8 Portionen Gemüse (min. Hälfte roh) & Obst (1 Stück bzw. 1/2 Tasse frisches Obst, 1/4 Tasse Trockenfrüchte, 1/2 Tasse Saft), besser Gemüseanteil höher halten als Obstanteil
- 2 Portionen Fett (1TL Öl)

So könnte deine Ernährung an einem schwangeren Tag konkret aussehen

Frühstück:

- 1,5 Tassen Haferflocken (über Nacht eingeweicht)
- 2EL gepoppter Amarant
- 1 Stück Obst (z.B. Apfel)
- 3 getrocknete Aprikosen
- 1 Tasse Mandeldrink
- 1 Tasse Getreidekaffee mit Wasser und ev. einem Schuss Pflanzendrink

Zwischendurch (z.B. im Büro):

- 4 Stück Datteln, eine Hand voll Nüsse
- min. ein Liter Wasser über den Büro-Tag verteilt

Mittagessen unterwegs (z.B. beim Inder):

- Dhal mit Reis (wenn möglich Vollkorn)
- 1 Tasse Kräutertee

Nachmittags:

- 1 Becher Joghurt (möglichst mit Calcium angereichert)
- 1 Stück Obst

Abendessen:

- Min. zwei Hände Blattsalat mit etwas Zitronensaft oder Essig, Lein- u. Olivenöl
- 4 Scheiben Vollkorntoast mit 4 EL Hummus
- 250ml angereicherter Multivitaminsaft mit Wasser (1/3 Saft, 2/3 Wasser)

Für kleine Beikostlinge

In diesem Teil habe ich ein paar Rezeptideen zusammengetragen, die du zur Beikost gegliedert nach Alter anbieten kannst. Weiter unten findest du Süßes.

Fruchtmilch

Diese kannst du schon relativ früh bei der Umstellung auf Beikost anbieten. Dazu mixt du folgende Zutaten:

- 100ml Kokoswasser
- 30ml Möhrensaft
- 1EL Mandelmus (roh)
- Eine Prise Grünpulver (z.B. Weizengras)

Breie ab 4 Monate (Beispiele für Kartoffel-Gemüse-Getreide-Brei)

5 Portionen (so kannst du gleich auf Vorrat zubereiten, portionieren und einfrieren):

- 300g Süßkartoffel od. Kartoffel
- 100g Reis/Hirse/Hafer
- 500g Gemüse
- 100ml Apfel- od. Birnensaft (grundsätzlich Birnensaft erst nach Apfelsaft anbieten, wenn dieser gut vertragen wird)
- 5EL Öl

5 Portionen:

- 250g Kartoffel
- 500g Kürbis oder Möhren
- 150g Apfel
- 50g Hirseflocken
- 100ml Apfelsaft
- 5EL Öl

5 Portionen:

- 500g Gurke (ohne Kerne)
- 300g Kartoffel
- 100g Flocken (z.B. Hirse)
- 1/4l dünner Pfefferminztee
- eine reife Birne
- min. 1 EL Öl
- + Dillspitzen (beruhigen Verdauung)

Zubereitung:
Alles im Dampfgarer garen, pürieren und portionsweise einfrieren.

1-2TL Öl pro 100g Brei je nach Sorte idealerweise erst beim Aufwärmen (bitte nur 1x pro Portion!) ins Essen geben.

<u>Breie ab 6 Monate</u>
Trinkbrei: Pflanzendrink + Getreide + Obst

- 200ml Pflanzendrink z.B. aus Mandelmus mit Wasser und ev. ein paar Tropfen Leinöl
- 2EL Saft
- 20g Getreideflocken

Zubereitung: Alle Zutaten mixen und gerne im Fläschchen verabreichen

<u>Ab 7 Monate</u>
"Gatsch" aus:

- Zerbröseltem Knäckebrot, 100g Beeren und 1TL Öl oder
- 100ml Apfelsaft od. -Mus, 20g Instantflocken (z.B. Hafer), 40g Banane, 1 TL Öl oder
- 80g Hirseflocken mit 20g Mandeln (geschält und gemahlen) in 625ml Wasser kurz aufkochen, zwei Minuten umrühren und wegnehmen vom Herd, eine Birne schneiden, alles pürieren, ergibt 5 Portionen.

Löfellbrei:

- 20g Haferflocken oder Polenta
- 4-5 Trauben (oder 3EL Beeren oder 50g Pfirsich)

<u>Ab 10 Monate</u>

Müslimischung:

- Trocken-Aprikosen, Mandeln, Walnüsse, Haferflocken, Rosinen, Cranberrys
- 150g Mandel- od. Kokosjoghurt
- 100g Frischobst

<u>Aufstrich pikant:</u>

- 230g Tofu
- 80g Kürbiskerne

- 3EL Kürbiskernöl
- Schnittlauch, etwas Salz und Pfeffer

Alles im Mixer mixen, hält im Kühlschrank bis zu 14 Tage.
Je nach Gefühl können nun (manche Rezepte auch schon eher) auch folgende Speisen angeboten werden:

Gemüse-Sticks mit diesem Dip:

- Weiße Bohnen (eingeweicht und gekocht)
- ¼ Menge Olivenöl
- Würzen mit Salz, Zitronensaft (und/oder -Schale), Pfeffer und wenn er vertragen und angenommen wird Knoblauch

Alles mixen, fertig.

Kindersmoothie

Folgende Zutaten mixen:

- 1 Banane
- 1 Birne
- 4 Salatblätter
- Wasser nach Belieben

Das Ergebnis kann auch in Eiswürfelformen eingefroren und gelutscht werden. Auch Weizengrassaft, Malve, Brennnesseln (diese nicht täglich) eignen sich super für erste grüne Smoothies. Am besten erst anbieten, wenn dein Kind schon verschiedene einzelne Nahrungsmittel und Geschmäcker kennengelernt hat.

Pflanzendrinks selbst gemacht

Nüsse 5-12 Stunden einweichen, Wasser wegleeren, gut durchspülen und danach mit Wasser (Menge je nach gewünschter Konsistenz) mixen. Einweichen sorgt IMMER für bessere Verdaulichkeit, auch das Ankeimen. Aus Saaten, Sonnenblumen- u. Kürbiskernen, Hanfsamen usw. kann solch ein Drink auf gleiche Weise hergestellt werden. Für Hafermilch Nackthafer über Nacht einweichen.
Nun kannst du das Ganze durch einen Nussmilchbeutel (wir verwenden Wäschenetze, in die man beim Wäschewaschen z.B. BHs mit Bügel hineingibt) quetschen. Und fertig.

Geschmacklich kann das jetzt etwas öde sein, also kannst du den Drink wie folgt pimpen:

- Süßungsmittel dazu (z.B. Datteln, Stevia, Banane, Feigen, Xylit)
- Ev. eine Prise Salz
- Optional noch 1 EL Öl (z.B. Mandel- od. Kokosöl)
- Ein Extra wie z.B. Vanille, Kakao, Carob

Du kannst die Konsistenz nun so lassen, oder nochmal sieben oder gleich alles zusammenschmeißen und dann alles gemeinsam nur 1x sieben.

Schokomousse

Alle Zutaten auch in Rohkostqualität erhältlich, Einweichzeit beachten.
Mixe wie folgt:

- Ca. 250ml Mandelmilch (eingeweichte Mandeln mit Wasser, ev. Datteln und Vanille/Zimt)
- Ca. 4EL Chiasamen (idealerweise davor zwei Stunden eingeweicht)
- 4EL Carob-Pulver
- 2EL Kakao-Pulver
- Nun ev. mit (Goji-)Beeren verzieren

Kugelnascherei

Als Rohkost möglich, ergibt ca. 12 Stück, im Kühlschrank mehrere Tage haltbar

- 150g gehackte Cashewkerne
- 150g entsteinte Datteln
- 3-4EL Wasser
- Deko: z.B. Kokosflocken, Kakaopulver

Zubereitung:
Aus Datteln und Wasser Püree mixen, das gut zusammenhält. Je nach gewünschter Konsistenz können auch ca. 4 Datteln weggelassen und später gehackt dazugegeben werden. Nun Datteln mit Cashewkernen vermischen, mit feuchten Händen Kugeln formen, nach Belieben ev. in Kakao, Kokosflocken oder ähnlichem wälzen, kaltstellen, genießen.

Schokolade

Unser Basisrezept beinhaltet folgende Zutaten:

- Kokosöl flüssig
- Kakaopulver
- Nussstücke und / oder Nussmus
- Ahornsirup (nicht ideal, aber super lecker ☺)

All das wird mit dem Schneebesen verrührt, in kleine Schoko- od. Pralinenförmchen gegossen und im Tiefkühlfach gaaaaaanz schnell gekühlt. Du hast nun ganz viele Möglichkeiten, die Schokolade aufzumotzen, indem du z.B. getrocknete Früchte, ätherisches Öl, Superfoodpülverchen wie Baobab uvm. dazu mischst.

Für (Klein-)Kinder gibt es im Internet, auch auf Pinterest, zahlreiche Rezepte – auch zucker- u. glutenfreie vegane Naschalternativen zum Selbermachen. Beliebte Kategorien:

- Muffins und Kuchen
- Brote
- Pudding
- Gummibärchen
- Schokolade
- Eis
- Shakes & Kakaogetränke

Ansonsten knabbern viele Kids mit großer Begeisterung Waffeln, die es schon in vielen abwechslungsreichen Sorten gibt wie Buchweizenwaffeln, Dinkelvollkornwaffeln oder verschiedenste Knäckebrote, Cracker, usw.

Beispieltag Kleinkind vegan

Hier möchte ich dir noch ein Beispiel dafür mitgeben, was dein Kind im Alter zwischen ein und drei Jahren an einem Tag essen kann, um gut versorgt zu sein:

- 150g Getreide wie Haferflocken, Gebäck oder Nudeln
- 100g Hülsenfrüchte oder Tofu
- 1-2EL Nüsse und Samen
- 300-500ml angereicherte Pflanzendrinks (oder Muttermilch oder Formulanahrung)
- min. 2 mittelgroße Früchte

- min. 200g-300g Gemüse
- 3TL Fett (achte auf gute Omega-3-Fettquellen)
- Plus Vitamin D, B12 wie bereits diskutiert.

Sollte dir übrigens bei deinem Kind zu weicher oder harter Stuhl auffallen, kannst du die *Verdauung* folgendermaßen regulieren:

- stopfend: Reis, Banane, Heidelbeeren (Blaubeeren), roher Apfel
- anregend: Apfelmus, Raspelapfel, Vollkorn-Flocken

Beispieltag Kleinkind roh-vegan

Solltest du dein Kind überwiegend roh-vegan ernähren wollen, könnte ein Tag so aussehen:

Morgens ein (grüner) Smoothie aus 1-2 Früchten (mit möglichst ähnlichem Säuregrad), Wasser und Grünzeug wie Spinat, Salat, Kohlblätter, Wildkräuter oder Baumblätter und Wasser.

Falls ihr Saft mögt, könnt ihr diesen morgens gemeinsam zubereiten entweder

- Grün: Apfel + Grassaft (oder Wildkräuter oder Fenchel/Sellerie) oder

- Rot: Apfel, Möhre und Rote Beete oder

- Überraschung: Du kannst hier viele Gemüsesorten mit einbauen wie Zucchini, Kürbis, Süßkartoffel, Sellerie, Wurzelgemüse wie Pastinake oder Peterwurzel, Fenchel, Gurke, auch Kurkuma und Ingwer, uvm., das ergibt andere Farben (wahrscheinlich grünlich oder orange) und ich würde den Apfel für den Geschmack vielleicht noch dazu entsaften.

Eventuell gibt es etwas später noch eine kleine Jause aus Obst, dazu passen auch gut Sprossen wie Leinsamensprossen, oder herzhaft Avocado mit Paprika und ev. Cracker oder Nüsse, um dem Fettbedarf des Kindes gerecht zu werden.

Mittags könntet ihr einen großen Salat zubereiten oder eine Rohkostplatte mit Dips, gekeimte Körner dazu z.B. aus Hanfsamen, Sonnenblumen, etc. oder Wraps aus Salat- od. Kohl- od. Noriblättern mit Gemüse oder Sprossen, Pilzen, Mais usw. und hier auch noch eine leckere Sauce dazu wie etwas Tamari, Dips z.B. Guacamole usw. Oft wird auch gerne Rohkostbrot angenommen.

Am Nachmittag freuen sich viele kids über einen Shake aus Hafer- oder Mandelmilch (oder was auch immer ihr gerne herstellt). Hier kannst du auch gut eine "Kakao"-Variante (bei uns ist es meist Carobpulver) anbieten und auch noch Superfoods wie Erdmandeln, etc. mit einarbeiten. Andere Möglichkeiten sind z.B. ein Müsli aus gekeimtem Getreide bzw. Pseudogetreide wie Amarant, Quinoa, etc. mit Pflanzendrink oder Chia-Pudding (beliebt auch mit schokoladiger Note).

Abends könnt ihr auch mal etwas kochen (viele sind z.B. zu 80% rohköstlich unterwegs) wie z.B. Hirse mit gedämpftem Gemüse oder Hülsenfrüchte. Wenn ihr 100% rohköstlich bleiben wollt, sind Rohkost-Suppen ein beliebtes Dinner.

Abwandelbare Ideen für gemischte Familien

Hier möchte ich dir noch ein paar Vorschläge für den Fall mitgeben, dass bei euch nicht alle vegan essen. Natürlich kann jeder etwas anderes essen – so wie das bei uns meist der Fall ist. Wenn ihr jedoch auch mal etwas für alle gemeinsam machen wollt, könnt ihr folgende Ideen ausprobieren.

Wraps: Als Grundlage könnt ihr Tortillafladen, Kohl- u. Salatblätter oder auch Noriblätter verwenden und beliebig füllen – vegan, vegetarisch oder auch mit kleinen Fleischstückchen, auch rohvegan möglich!

Buddha bowls: hier gilt dasselbe in Dunkelgrün – auch hier könnt ihr beliebig und sehr vielfältig variieren.

Eintöpfe, Gemüsepfannen und Aufläufe: Diese könnt ihr als vegane Basis machen und Omnis bzw. Vegetarier können für sich einfach noch etwas Käse, Schmand, Wurst oder Fleisch mit dazunehmen.

Einfaches *Gemüse* plus für Veggies Tofu, Lupine & Co und für Omnis Fleisch, Fisch oder Ei.

MAMA & BABY – GEPFLEGT UND GESUND

Nicht jede im Handel erhältliche Körperpflege ist vegan und schadet zudem meist mehr als sie bringt. Am besten, du stellst sie selbst her. Dazu habe ich hier ein paar schnelle und einfache Ideen für dich und deinen Nachwuchs. Nebenbei sparst du auch an Plastik, speziell auch Mikroplastik, welches gerne als Füllstoff verwendet wird und im Körper u.a. Entzündungen verursacht. Gleichzeitig meidest du Schadstoffe wie Phtalate, die beim Zähneputzen abgegeben werden – enthalten auch in Zahnpastatuben, wobei, wenn du diese ausschließen möchtest, solltest du dir auch Zahnbürsten aus Naturmaterialien organisieren.

An der einen oder anderen Stelle habe ich auch ätherische Öle erwähnt. Auf diese möchte ich hier als Unterstützung für Mama und Kind in Alltag und Gesundheit auch noch gesondert eingehen

Ätherische Öle

Diese Jahrtausende alte Tradition und das alte Heilwissen erfreut sich aktuell wachsender Beliebtheit. Schon im Schwangerschaftskapitel bin ich im Zusammenhang mit Beschwerden darauf eingegangen. Ätherische Öle wirken auf körperlicher, geistiger und seelischer Ebene und können somit den Familienalltag in sämtlichen Belangen unterstützen und leichter machen. Sie sind ein tolles Werkzeug, um deine und die Gesundheit deiner Familie selbstverantwortlich in die Hand zu nehmen. So kann der eine oder andere Arztbesuch entfallen, wenngleich ich damit nicht sagen möchte, dass ihr damit keinen mehr braucht – doch vielleicht weniger häufig.

Besonders wertvolle Öle vor allem für die Schwangerschaft und das frische Baby sind Weihrauch und Myrrhe, die die werdende Mama wie ein Schutzschild umgibt, damit keine negativen Fremdeinflüsse zu ihr und ihrem Baby durchdringen können.

Weihrauch ist ein absolutes Lieblingsöl für Mamas. Es fördert Bewusstseinsarbeit und Meditation, doch hilft auch Babys dabei, sich von Themen vorangegangener Generationen zu befreien. In der Bioresonanz kann man den Nabel entstören, um so auch negative Bindungen zu lösen, so ist dies auch der Punkt, auf dem dieses Öl aufgetragen werden kann. Außerdem wirkt Weihrauch (Frankincense) entzündungshemmend und hilft Mama beim Ausgleichen ihrer Krampfadern und Dehnungsstreifen sowie auch auf anderen Ebenen wie etwa emotionalen Problemen oder Gemütsschwankungen.

Weitere beliebte Öle und Ölmischungen sind

- Lavendel: zB. Erholung, Schlaf, Insekten, Milchstau
- Geranium: z.B. Muskelkrämpfe, Schmerzen, Milchproduktion, Fehlgeburt, Mamas geplagte Haut nach der Schwangerschaft)
- ZenGest: Verdauungsmischung z.B. bei Durchfall, Verstopfung, Koliken, Übelkeit
- Citrus Bliss: Mischung z.B. bei Wochenbettdepression, Müdigkeit und Erschöpfung, Milchstau
- Balance: Mischung, die z.B. bei Einschlafen, Runterkommen, Erden, Geburtstrauma und Wundsein unterstützt
- On Guard: Mischung, die das Immunsystem unterstützt und vor Bakterien und Viren schützt

Wie können ätherische Öle angewandt werden?

- Einatmen: mittels Diffuser, auf feuchte Handtücher tropfen, zwischen Handflächen reiben und selbst einatmen oder Kind einatmen lassen
- Einnehmen – z.B. mit Wasser trinken, in Kapsel einnehmen oder beim Zubereiten von Speisen verwenden. Diese Anwendungsform ist erst für Kinder ab 6 Jahren und grundsätzlich nicht mit allen Ölen empfohlen.
- Auftragen: auf die Haut – bei Babys und Kindern am besten mit Trägeröl (am besten fraktioniertes Kokosöl, da es nicht fettet, Mandel-, Jojoba- und Olivenöl eignen sich jedoch auch) oder in einer Sprühflasche mit Wasser mischen und in die Aura sprühen. Bei Babys und Kindern am besten verdünnt auf die Füße, da sie hier über die Reflexzonen wirken. Am besten danach Söckchen anziehen, damit sie über die Hände nicht in die Augen gelangen und diese reizen können.

Warum ist die Qualität so wichtig?

Herkömmliche Öle, die im Handel erhältlich sind, enthalten auf der Flasche meist Sicherheitswarnungen in Form von Brandzeichen, etc. Das bedeutet, sie dürfen nicht eingenommen werden und eigentlich auch nicht in die Schleimhäute gelangen. Zudem werden hier meist Füll- u. Zusatzstoffe verwendet, die die Wirksamkeit beeinträchtigen und zusätzlich problematische Stoffe in unseren

Körper bringen.

Ich arbeite mit dem Ölen von doTERRA, da dies reine, therapeutische Öle sind, in denen außer den Wirkstoffen der Pflanze nichts drin ist. Die Chargen werden strengen, externen verschiedenen Verfahren unterzogen, in denen Reinheit und Wirksamkeit überprüft und somit gewährleistet werden. Die Stiftung Healing Hands unterstütz soziale Projekte und die Firma arbeitet vorwiegend mit Kleinbauern auf der ganzen Welt zusammen, wo erstens die Pflanzen ihren jeweiligen Ursprung haben (ein auf unserem Balkon angebauter Lavendel hat eine andere Wirkung als jener, der in der französischen Provence wächst, wo er die optimalen Wachstumsbedingungen hat, um seine volle Wirkkraft entfalten zu können) und zweitens Kleinbauern gefördert und fair entlohnt werden, sodass auch von dieser Seite her wiederum positive Energie in diese hochschwingenden Öle hineinfließt, die zudem bis zu 50-70 Mal stärker wirken als Kräuter und Tees (also bitte sparsam dosieren).

Ich könnte hier ewig weiterschreiben, da ich von der Wirkung der Öle begeistert bin. Wir verwenden sie täglich für und gegen alles Mögliche. Wenn du mehr darüber erfahren oder Unterstützung möchtest, kontaktiere mich gerne über mydoterra.com/manuhuebl !

Körperpflege

Waschen

Zum Reinigen deines Babys brauchst du nicht viel: Waschlappen, Wasser und gegebenenfalls Oliven- od. Mandelöl sind meist vollkommen ausreichend. Für unterwegs hatten wir immer Taschentücher und Wasser dabei, es gibt im Internet auch Rezepte, wenn du nach "Feuchttücher zum Selbermachen" suchst, wirst du fündig.

Baden

Hier kannst du z.B. etwas Mandelmilch oder Muttermilch mit ein paar Tropfen (je nach Größe des Badebehälters – lieber weniger als mehr, oft reicht auch nur ein Tröpfchen) ätherischem Öl wie Lavendel ins Badewasser geben.

Zahnpflege

Eine SWAK-Zahnbürste oder auch eine aus Bambus ist eine gute Möglichkeit, um Schadstoffe zu vermeiden. Unser Zahnöl besteht aus Kokosöl, pulverisiertem Xylit, ab und zu etwas Natron, Heilerde oder Kurkuma und einem reinen ätherischen Öl wie Lavendel oder Zitrone. Viele Öle wirken antiviral und antibakteriell. Die holistische Zahnärztin Dr. Karin Bender-Gonser hat dazu auch viele Anregungen auf ihrem YouTube-Kanal.

Eine Alternative zum Selbermachen ist die Verwendung eines Zahnpulvers (z.B. aus dem Glas, gibt es im Reformhaus).

Deo

Dieses stelle ich ähnlich her wie Zahnöl: Kokosöl flüssig, Natron, Maisstärke und ätherisches Öl.

Creme

Hier muss ich beim Selbermachen ehrlicherweise passen. Grundsätzlich eignen sich Sheabutter oder Kokosöl gut zur Hautpflege. Ich finde deren Konsistenz nicht sonderlich befriedigend, den Kindern jedoch macht es viel Spaß, ihren Körper mit so einem Stück Sheabutter einzureiben. Wenn du noch stillst, eignet sich Muttermilch hervorragend für trockene Hautstellen oder Irritationen beim Baby und auch bei dir.

Haarpflege

Du kannst deine Haare mit Roggenmehl oder Heilerde waschen und die Spitzen mit Kokosöl pflegen. Ich war mit diesen Varianten nicht sonderlich zufrieden, vielleicht haut es ja bei dir besser hin.

Alernativen zum Selbermachen

- Ringana: ist ein österreichisches Unternehmen, das frische Naturkosmetik (und Vitalstoffe) herstellt. So frisch, dass du die Produkte nicht im Handel erhältst. In den Produkten sind nur Wirk- u. keine Füllstoffe (wie Mikroplastik!) enthalten, alle Körperpflegeprodukte sind vegan und so natürlich, dass du sie praktisch essen kannst. Mit diesen Produkten habe ich mein erstes Baby gepflegt. Beim zweiten Baby habe ich schon ein paar Dinge selbst gemacht und die Pflege so ergänzt.
- Weleda: Eine andere Möglichkeit was die Qualität, Verträglichkeit und Natürlichkeit angeht, sind die Produkte von Weleda. Allerdings ist hier vieles nicht vegan, da oft Bienenwachs verwendet wird.
- Sonstige vegane Pflegelinien: Es gibt zwar schon einige davon, frag hier gerne in der Apotheke oder im Reformhaus genau nach, was drin ist bzw. recherchiere die Inhaltsstoffe auch mal selbst nach, was deren Wirkungen angeht.

Gesundheitspflege

Wenn du dein Baby möglichst natürlich in seiner Entwicklung oder wenn es ihm mal nicht so gut geht begleiten möchtest, empfehle ich dir, dir folgende Ausstattung zuzulegen bzw. dich eingehender auch mit den jeweiligen Themen zu beschäftigen.

Ausstattung

- Mullwindeln für Wickel oder zum Pucken
- Bambus- od. SWAK-Zahnbürste
- Schüssler Salze (Standard-Potenz: D12 – umso höher, desto mehr wirken sie auf seelischer Ebene, umso niedriger, desto mehr auf Körperlicher)
- Homöopathie (meine Kinderärztin schwört auf den Hersteller Wala) – beachte, dass nicht alle Mittel vegan sind.
- Bachblüten
- Ätherische Öle: Lavendel und Fenchel sind beliebte Babyöle, mit denen du schon viel unterstützen kannst.
- Kleines Einlaufgerät für Kind bei Fieber, Schmerzen und Unwohlsein
- Kamillentee für Bauchweh oder bei Fieber (mit etwas Salz ins Einlaufgerät)
- Zwiebel (z.B. mit Sirup wie Kokosblüte oder Ahorn ansetzen gegen Husten oder als Säckchen gegen Schmerzen wie Ohrenschmerzen oder einfach nur aufschneiden und zum Bett stellen gegen Verkühlung wie Husten, Schnupfen)
- Ingwer für Brustwickel bei festsitzendem Husten oder im Tee gegen Übelkeit oder Kopfschmerzen
- Eichenrinde(ntee) – damit kann man pilzbefallene Stellen behandeln, hilft auch getrunken gegen Unruhe (bei Klein und Groß)
- Zitronen (geschnittene Scheiben helfen z.B. in Söckchen ein unangenehm hohes Fieber zu senken. Bitte nur, wenn der gesamte Körper warm ist - inklusive Füße und Hände!)

- Apfelsaft – kann mit Wasser verdünnt wie Elektrolytlösung wirken bei Flüssigkeitsverlust durch Magen-Darm-Erkrankung
- Getrocknete Heidelbeeren gegen Durchfall
- Koriander- od. Fenchelsamen bei Verdauungsbeschwerden wie Krämpfen und Blähungen

Bleibe stets und ganz besonders wenn dein Baby noch sehr frisch ist mit dem behandelnden Kinderarzt in Verbindung. Ich habe zwei Kinderärzte – ein Homöopath und eine anthroposophisch erweiterte Kinderärztin. Beide sind offen für vegane Ernährung und natürliche Heilmethoden.

Nahrungsergänzung

Diese sind fast immer zu empfehlen:

- Algenölkapseln
- Vitamin-D-Tropfen
- Vitamin B12 Supplement

Zusätzlich sind je nach Ernährung (und Konstitution) oft die üblichen Verdächtigen wie Eisen, Calcium, Zink und Iod knapp, ein Vitamin-B-Komplex wird in vielen Fällen auch gerne gegeben. So ist es ratsam, immer mit dem Doc in Verbindung zu bleiben und Blutwerte zu checken.

Es gibt z.B: auch von doTERRA Lutschzuckerl, in denen Nahrungsmittel so zusammengestellt sind, dass sie die Basisernährung von Kindern optimal unterstützen, doch auch andere Firmen wie La Vie bieten hier tolle Produkte an, wenn du dir weniger Gedanken und euren Alltag somit leichter gestalten möchtest.

Häufige Beschwerden

Beim *Zahnen* hilft:

- Veilchenwurzel
- Bernsteinkette
- Beißring, gerne aus Holz
- Kügelchen z.B. Osanit Zahnungskügelchen oder Belladonna Chamomilla

Für die Zähne bzw. deren Mineralisierung kannst du deinen Kindern täglich abwechselnd an einem Tag Schüssler Salz Nr. 1 und am nächsten Tag Nr. 2, usw. verabreichen, wobei das erwähnte Grünzeug aus Gerstengrassaft oder -Pulver und Co. auch super mineralisiert.

Koliken können sehr schmerzhaft sein für Babys. Es ist schon mal hilfreich, dass du keine Milchprodukte zu dir nimmst, denn deren Eiweiß gelangt in die Muttermilch und verursacht von da aus Probleme im Babybäuchlein, bzw. macht es sich bereits schon als Unverträglichkeit bemerkbar. Was kann sonst noch helfen? Für "Kugerlfreunde" gibt es in der Homöopathie wieder verschiedene Möglichkeiten. Ansonsten hilft noch das Einreiben des Bäuchleins mit Fenchelöl. Hierzu nimmst du einen Tropfen reines Fenchelöl. Mische es mit Oliven- oder Mandelöl (Fenchelöl anteilig nicht mehr als 1-2%) und massiere ein paar Mal leicht (!) von (von dir ausgesehen, wenn das Baby vor dir liegt) links unten nach oben, dann rechts unter dem Brustkorb und von dort aus wieder hinunter (colon ascendens, transversum, descendens). Dann "geht was los" und das Kleine ist wieder befreit und vergnügt. Du kannst auch einen dünnen Tee aus Fenchelsamen anbieten. Zudem gibt es fertige Fenchel-Kümmel-Anis Teemischungen für Babys.

Zecken rutschen aus, wenn ihr die Haut mit Kokosöl einreibt bzw. können sich nicht so gut festsetzen. Außerdem mögen sie Lavendelöl nicht. Es gibt auch ätherische Mischungen, die ihr kaufen könnt. Wir nehmen als Schutz ab Frühlingsbeginn 2x in der Woche homöopathische Ledum-Kügelchen, die sollen die Tierchen auch eher abtörnen. Ansonsten würde ich dir empfehlen, dass du dein Kind nach dem Aufenthalt im Grünen genau durchuntersuchst (vor allem Achselhöhlen, Kopf, Leistengegend, Kniekehlen). Am besten ist, du legst dein Baby für die Inspektion auf hellen Untergrund, damit der Übeltäter schnell entlarvt werden kann. Diesen entfernst du dann fachmännisch laut Anleitung per Zeckenzange (bitte nicht drehen, damit sich die Zecke nicht übergibt und das Produkt dann ins Blut kommt).

Mama Pflanzen Fresser

UMGANG MIT VEGAN

In diesem Kapitel möchte ich mit dir ein paar Gedanken zum Umgang mit dem veganen Lebensstil, vor allem auch in deiner Rolle als Mama, teilen.

Meine Kinder wurden bis sie zwei Jahre alt waren aufgrund ihrer veganen Ernährung von meinem Umfeld bemitleidet. Später, als sie selbst mit Papa mitessen wollten (und ich das auch gelernt habe, dies zu akzeptieren), wurde es mir hoch angerechnet, dass meine Kinder Fleisch essen dürfen.

Für alle besorgten Familienmitglieder oder Freunde: Frag sie doch mal, wovor sie genau Angst haben, was sie befürchten und mit welchen Nährstoffen denn die Kinder ihrer Meinung nach mangelhaft versorgt werden.

Du kannst die Positionspapiere der großen Ernährungsgesellschaften der Welt wie USA, Kanada, Australien oder auch Portugal ausdrucken, wichtige Stellen markieren und präsentieren, bzw. alles durchbesprechen. So kannst du erklären, wie ihr den Nährstoffbedarf deckt und zeigen, dass du dich mit dem Thema beschäftigst. Somit hast du rationale Argumente, die wissenschaftlich untermauert sind. Weiters ist es mit Sicherheit hilfreich, einen unterstützenden (Kinder-)Arzt an eurer Seite zu haben.

Für alle, denen du sonst noch vegane Ernährung näherbringen möchtest, seien das deine Kinder, dein Partner oder das weitere soziale Umfeld, findest du für praktisch alle omnivoren Speisen bereits vegane Rezepte. Besonders wenn jemand ein Fleischliebhaber ist, geben Sojaprodukte eine gute Konsistenz, während man die gleichen Gewürze wie für Fleisch verwenden kann. Bei Fleischersatzprodukten behalte im Hinterkopf, dass diese oft stark verarbeitet sind oder auch auf Basis von Weizengluten (Seitan) hergestellt werden. Solltest du auch Soja nicht verwenden wollen, gibt es z.B. für eine Bolognese-Basis bereits texturiertes Erbsen- statt Sojaprotein. Jackfrucht ist eine neue Alternative zu Sojaschnetzel etwa für Gulasch, gibt es z.B. bei DM.

Wenn du dein Kind in einer Fremdbetreuungseinrichtung wie Kindergarten oder Schule hast, kannst du ihm natürlich Veganes zu Essen mitgeben (oder fragen, was es gibt und dann eine vegane Variante vorbereiten, damit sich das Kind integriert(er) fühlt). Wenn die Betreuung hier nicht offen eingestellt ist, kannst du – sowieso – mal lernen loszulassen und akzeptieren, dass dein Kind vielleicht auch mal wo anders abbeißt. Ansonsten kannst du dein Kind anderweitig unterbringen oder vor dem Essen abholen. Alternative Einrichtungen bzw. solche mit alternativ-pädagogischen Ansätzen oder Waldkindergärten, etc. (es wird mit Sicherheit auch immer mehr vegane Kindergärten geben) sind oft aufgeschlossener, da hier auch mehr Familien mit schon ganz anderem Bewusstsein und Denken ihre Kids unterbringen. Manche Eltern erzählen auch im Kindergarten, ihre Kinder hätten Allergien (wenn man sich das organisieren kann inkl. Attest), damit sie auch ganz bei der pflanzlichen Ernährung bleiben können. Hier muss jeder selbst entscheiden, wie er mit der Thematik umgehen möchte. Wenn man Kindern alles verbietet, steigen die Chancen, dass sie etwas heimlich machen – außer sie haben sich bereits bewusst für die vegane Lebensweise entschieden.

Was die Freunde betrifft, so wählen Kinder diese normalerweise nicht nach ihren Essgewohnheiten aus, also wird hier vorherrschender Dogmatismus für alle Seiten eher unbefriedigend enden und das ein oder andere mit viel Liebe, Empathie (für die Kinder) & Offenheit zugedrückte Auge langfristig auch zu psychischer Gesundheit (Dazugehören, andere nicht verurteilen) im Kontakt mit dem Omni-Umfeld beitragen. An dieser Stelle möchte ich auch anmerken, dass sich einige Kinder (auch solche, die in omnivorem Umfeld aufwachsen) bereits ganz bewusst für die pflanzliche Ernährung entschieden haben und bei Einladungen gerne hinterfragen, ob das Essen auch vegan ist (hier wieder gerne vorab das Menü ausfindig machen und pflanzliche Alternative mitgeben). In diesem Fall wird natürlich auch die Kommunikation nach außen anders sein. Ein paar Zeilen zum gemeinsamen Umgang mit dem Umfeld weiter unten.

<u>Wie kann ich das Bewusstsein von (nicht veganen) Kindern schärfen?</u>

Es gibt für jedes Alter kindgerechte Bücher, auch Hörbücher mit *Geschichten* usw.
Du kannst mit deinen Kindern einen *Gnadenhof* besuchen, wo sie sehen, wie groß zum Beispiel ein fünfjähriges Schwein tatsächlich wird (und das ist viel größer als eines vom Bauernhof, welches meist keine 100 Tage lang leben darf). Du kannst ihnen auch ganz einfach *erzählen*, was tierische Nahrungsmittel wirklich sind. Nehmen wir zum Beispiel das Ei. Das ist entstehendes Leben. Mama Henne kommuniziert schon mit dem Küken darin, gibt Glucksgeräusche

von sich, welche das Baby hört und später wird es immer seiner Mama nachlaufen. Ihr könnt googeln, youtuben, usw.

Organisationen wie z.B. PETA stellen auch altersgerecht *Aufklärungsmaterial* für Kinder zur Verfügung. Hier geht es unter anderem auch um Zirkus, es gibt Geschichten von Tierhelden, uvm. Es gibt sicher viele Ideen dazu, tausche dich mit anderen Mamas aus. Falls dir diesbezüglich die Kontakte fehlen, durchforste doch mal die Facebook-Gruppen oder wenn du Facebook nicht magst, google diverse Foren, etc. oder nimm an Veranstaltungen teil wie vegane Messen, besuche mit deinen Kindern eine Einheit Kinderyoga, auch hier könntest du ähnlich gesinnte Mamas antreffen.

Mein Sohn hat mit 4 Jahren begonnen zu hinterfragen, warum ich kein Fleisch esse. Darauf habe ich es ihm erklärt – und auch, was sonst noch Produkte tierischen Ursprungs sind. Ich habe ihm erzählt, dass ich es ablehne, dass ein Tier frühzeitig sterben muss, nur damit ich etwas essen kann, das ich gar nicht brauche und dass die Tiere große Angst haben, bevor sie getötet werden und ich diese Angst nicht in meinem Körper haben möchte. Dann habe ich ihm noch von der Milch erzählt, dass er und seine Schwester an meiner Brust getrunken haben und der Kuh-Mama das Baby-Kalb weggenommen wird, damit wir die Milch trinken können (die wir auch nicht brauchen, sogar im Gegenteil) und das hat ihn richtig traurig gemacht. Danach hat er dann eröffnet, er möchte kein Fleisch mehr essen. Wie das im Alltag tatsächlich ungesetzt wird, habe ich bereits erwähnt. Ich habe ihm gesagt, dass es okay ist, wenn er Fleisch isst und es auch, wenn nicht. Ich möchte ihn nicht unter Druck setzen (und ihm auch keine Wertung über das Essverhalten seines Umfeldes vermitteln), doch wenn er von sich aus Interesse zeigt, werde ich ihm immer alles erzählen, erklären und versuchen, ihm so viel zuzumuten, wie es nach meinem Empfinden gut und verständlich für ihn ist. Mit meiner Tochter mache ich das genauso.

Wie kann ich das Bewusstsein in Betreuungseinrichtungen wie Kindergarten oder Schule schärfen?

Vermutlich wird die Leitung eurer Betreuungseinrichtung keine vegane Speise extra für dein Kind einführen (vielleicht hast du aber auch großes Glück). Jedoch könntest du als erstes Ziel eine Erhöhung des Gemüseanteils der Speisen anstreben. Dafür gewinnst du sicher auch schnell die Eltern beim nächsten Elternabend. Ansonsten könntest du vorschlagen, mal einen gemeinsamen Kochabend zu machen und du kümmerst dich um die (pflanzlichen) Rezepte, oder bringst auch mal Leckeres ohne tierische Produkte mit. Wenn du dir das zutraust, kannst du auch einen Vortrag halten oder dein Kind hält ein Referat, in dem es um Tierschutz, Gesundheit, Ökologie uvm. im Zusammenhang mit pflanzlicher bzw. tierischer Ernährung gehen kann. Oder ihr regt an, einen Film wie "Cowspiracy", je nach Alter, anzuschauen. Oft ist es leider so, dass nach einem Tag alles vergessen ist, doch es ist ein Schritt in eine gute Richtung und vielleicht trefft ihr ja damit doch den einen oder anderen ins Herz.

Auch gibt es eine ganz tolle Initiative, die du dir zu Hilfe holen kannst: "Aktion Pflanzenpower". Leider sind ihre Tätigkeiten derzeit auf Deutschland beschränkt. Solltest du aus Österreich oder der Schweiz kommen, kannst du dich an die jeweilige vegane Gesellschaft wenden und / oder selbst aktiv werden.

Hier noch ein Punkt, der deine *Partnerschaft* eventuell betreffen könnte. Nach zwei Jahren pflanzlicher Ernährung verändert sich die Körperchemie und es kann sein, dass das eine Herausforderung für die Partnerschaft wird, wenn der Partner sich anders ernährt und die Chemie nicht mehr stimmt. Das kann am veränderten Geruch oder auch an der feineren Geruchswahrnehmung liegen und vielem mehr, das wir bewusst nicht wahrnehmen

WEITERFÜHRENDE THEMEN

Ich möchte dir ein paar Ideen und Stichworte für alternative Handlungswege mit an die Hand geben, wenn du vielleicht nicht alles so nach vorgekautem Plan nachmachen möchtest. Mir persönlich hat damals als Neu-Mama der Zugang zu diesen Bereichen, einer für mich neuen Welt, komplett gefehlt. Beim anfänglichen Gehen des ganz normalen Weges hat sich vieles nicht ganz stimmig angefühlt und ich wusste nicht, was es sonst noch so gibt.

Es kann sein, dass sich im Laufe des (Neu-)Mamadaseins wieder neue Fragen auftun, wie z.B. jene betreffend Kinderbetreuung, Job / Berufung, Impfen, Art des Kinderarztes uvm. Vielleicht fragst du dich, ob der ganz normaler Weg mit Kindergarten oder Krabbelgruppe und Schule der Richtige für euch ist oder ob ein Baby ein eigenes Zimmer braucht. Wenn du dich pflanzlich ernährst, bist du schon mal durchlässiger und möglicherweise löst da ein Kind nochmal eine Entwicklung bei dir aus und bringt dich in Berührung mit unerwarteten Gebieten.

Hier eine kleine Liste an gesundheitsbezogenen Themen und auch solchen, die euren Lebensstil und deine Denkweise betreffen, mit denen du dich vielleicht beschäftigen möchtest – nicht sonderlich strukturiert, sie soll einfach als Impuls dienen.

- Ätherische Öle
- Bachblüten
- Schüssler Salze
- Homöopathie
- Windelfrei
- Familienbett
- Tragen
- Langzeitstillen
- Beziehung statt Erziehung / attachment parenting / unerzogen
- Bedürfnisorientierung und Grenzen

- Alternative Bildungswege / homeschooling / unschooling bzw. Freilernen
- Alternativpädagogische Ansätze
- Impfen pro und contra
- Psychosomatik (z.B. R. Dahlke – Krankheit als Sprache der Kinderseele)
- Mindset (z.B. statt: "Die Kinder sind so anstrengend und ich muss so viel alleine machen." "Ich bin auf Dauerurlaub mit meinen Kindern und wir verbringen eine schöne Zeit zusammen")
- Darmgesundheit (hängt mit allen Organen und Zähnen zusammen)
- Praktiken und Rituale mit Baby und Kind (z.B. Dankbarkeit, Yoga, Meditation uvm.)
- Kinder (auch Partner und sowieso alle aber ganz besonders Kinder) als Spiegel (meiner Schatten) und Lehrer

Viele dieser Ideen lebe ich bzw. leben wir, bei manchen bin ich immer wieder dabei, mich weiter zu entwickeln und wieder etwas Neues auszuprobieren. Als stimmig Empfundenes integriere ich dann auch langfristig in mein und unser Leben.

MEINE GANZ PERSÖNLICHE GESCHICHTE

Ob ich als Veganerin geboren bin?

Haha, im Gegenteil! Ich bin in eine Horde voll passionierter Fleischfresser hineingeboren, habe "ganz normal" Fläschchennahrung bekommen, in meiner Phase des Diätwahns unter anderem die Atkins-Diät (wo du zumindest zu Beginn ausschließlich tierische Nahrung zu dir nimmst) durchgemacht, bis vor ein paar Jahren mit höchstem Genuss ein Stück Rindersteak "medium" mit Spiegelei darüber mit Genuss verzehrt, usw. 2012 hatte ich beschlossen, etwas natürlicher zu essen und auch mal auf Bio-Produkte zu achten. Kurz darauf habe ich begonnen, mich vegetarisch zu ernähren. Nach meiner Gesunden-Untersuchung war die Assistentin ganz erstaunt, dass ich keine Überweisung zu einem anderen Arzt am Zettel stehen hatte, sondern scheinbar "ganz gesund" war (ich möchte gar nicht anfangen darüber zu diskutieren, was das über unsere Gesellschaft aussagt).

Da ich ja jetzt schon mal Vegetarierin war, hatte ich begonnen, mich sehr für vegane Ernährung zu interessieren und habe im Rahmen meiner Ausbildung zum / zur diplomierten ErnährungstrainerIn meine Diplomarbeit zum Thema "Vegane Ernährung in der Schwangerschaft" verfasst – mit der Fragestellung, ob eine vegane Ernährung in der Schwangerschaft möglich ist, ohne Mutter und Kind zu schaden. Du siehst, ich bin davon ausgegangen, dass dies eine Mangelernährung sei und man hinterfragen muss, ob das überhaupt möglich ist. Die Antwort war, wie du dir vorstellen kannst, ein klares JA, wobei es ein paar Dinge gibt, die es zu beachten gilt, wie du in diesem Buch erfahren hast.

Dann wurde ich schwanger und bekam plötzlich mächtig Hunger auf fleischige Burger so ab Woche acht oder neun. Dem habe ich ein paar Wochen Stand gehalten, doch dann hat mein Gynäkologe angedeutet, wenn der Gusto nicht weggeht, solle ich doch meinen Gelüsten nachgehen. Das habe ich auch gemacht und mir gegen Ende der Schwangerschaft vorgenommen, zur Wiedergutmachung bald mal einen veganen Monat einzulegen. Mein gestillter Sohn litt extrem unter Blähungen. Bis ich gefragt wurde, warum ich denn eigentlich noch Milchprodukte esse und ob ich nicht mal ausprobieren wolle, welchen Effekt es hat, wenn ich sie weglasse. Viele Babys vertragen Kuhmilchprodukte auch indirekt nicht, da das in der Kuhmilch enthaltene Eiweiß in die Muttermilch übergeht.

Ich hatte das Thema schon lange in meinem Kopf und jetzt, vor allem da ich ja auch Mama war, hatte ich auch noch mehr Empathie für die stillenden Kuh-Mamas entwickelt, die ihren Babys nachweinen (und das Bewusstsein für viele im Zusammenhang mit omnivorer Ernährung stehenden Themen). So dachte ich: Warum nicht gleich vegan? Gesagt, getan. Da ich mich mit dem Thema schon etwas auskannte, war die Umstellung für mich auch kein Problem.

Unser Sohn war ein wohl genährter "Zeck", der leidenschaftlich gern am Busen hing. Er wurde, bis er zwei Jahre alt war, komplett vegan ernährt. Unser praktischer Arzt wollte ihm nicht mal Blut abnehmen (ich war damals noch etwas unsicher und wollte prüfen, ob er auch alles bekommt was er braucht), da er so gut entwickelt war. Noch vor Beikost-Start habe ich mich in vegetarische Kinderernährung eingelesen, noch eine Ausbildung zum Fachberater vegetarische Ernährung gemacht (und als der Lehrgang endlich verfügbar war noch ein Fernstudium zum veganen Ernährungstrainer draufgesetzt, denn ich wollte immer mehr und mehr wissen) und einfach alles an Rezepten und Tipps veganisiert. Mein Sohn mochte Brei sehr gerne, also musste ich hier noch nicht allzu sehr vom normalen Beikost-Fahrplan abweichen.

Mit seiner Schwester wurde ich schwanger als er 15 Monate alt war. Die Schwangerschaft habe ich vegan durchlebt und ich fühlte mich damit sehr wohl, wobei ich diesmal viel heftigere Schwangerschaftssymptome hatte (was bei Mädchen scheinbar auch als normal beurteilt wird). Meine Blutwerte waren immer okay, nur war zur Endspurtzeit mein Eisen zu knapp (was von der Natur ja auch so vorgesehen ist, ich fühlte mich auch nicht anämisch, doch auf dem Papier war ich eindeutig drunter). Dem Baby ging es immer gut, soweit ich das mitverfolgen konnte. Meine Tochter habe ich anfangs auch voll gestillt, der Übergang zu fester Nahrung war hier etwas schwieriger, da sie nichts essen wollte, also haben wir uns viel mit selbst gemachten Shakes, Smoothies und

Fingerfood (sie mag auch gern Gehaltvolles wie Avocados, Nüsse, Erbsen und Oliven) über Wasser gehalten. Da auch sie am Tisch mitbekommen hat, dass Papa und Bruder andere Dinge am Teller liegen haben als Mama, wollte sie das natürlich auch alles ausprobieren. Heute ernähren sich die beiden an fünf Wochentagen weitestgehend vegan, am Wochenende und wenn Papa zu Hause ist omnivor.

Anfangs bekam ich von meinem Umfeld den Vorwurf, meinen Kindern der Gefahr einer Mangelernährung auszusetzen. Interessanterweise wurde übrigens immer ich auf das Ernährungsthema angesprochen. Ich habe nie versucht, (außer anfangs meinen Mann) jemanden zu missionieren oder andere für ihre Ernährung kritisiert. Jetzt sind es vegane Freunde, die mich fragen: "Hast du die China-Study gelesen? Wie kannst du zulassen, dass das deine Kinder bekommen, du weißt doch, wie schädlich tierische Produkte sind!?" Erstens habe ich mir den Papa für die Kinder ausgesucht (und das zu einem Zeitpunkt, zu dem meine Ernährung seiner noch eher glich) und ich bin diejenige, die etwas verändert hat. Natürlich wäre es für mich schöner, wenn meine drei engsten Familienmitglieder sich genauso ernähren würden wie ich, doch ich sehe auch meinen Mann, der jetzt nicht mehr mit mir Fleischburger "fressen" gehen kann und der sich schon viel über das Thema angehört hat. Mir fallen hier die beiden Schlagworte Akzeptanz und psychische Gesundheit ein. Er akzeptiert meine Veränderungen und ich akzeptiere, dass er sich weiter so ernähren möchte, wie auch ich es früher getan habe. Er ist genauso Vorbild für die Kinder, wie ich es bin. Mir ist es aufgrund des kanzerogenen Nitritpökelsalzes wichtig, dass wir keine Wurstwaren im Haus haben. Alles andere ist für mich zwar kein Freudenschrei, aber es ist okay und mir ist auch wichtig, dass die Kinder glücklich sind. Wenn ich ihnen die Ernährung wie sie ihr Papa lebt, verbieten würde (was mir sowieso widerstrebt), würde ich ihnen doch auch eine Ablehnung ihm gegenüber kommunizieren. Stattdessen akzeptiere ich und lebe einfach meinen Weg vor.

Bin ich immer und zu 100% vegan? Die ersten vier Jahre (bis auf ein versehentlich gekauftes Macadamiamus das Milchpulver enthielt) ja! Im letzten Jahr hatte ich ein paar kleinere "Rückfälle", ich könnte sie auch als Ausnahmen bezeichnen. Ich glaube schon, dass ich mich hier vielleicht unbewusst auch wieder meinem Mann mehr annähern wollte. Und ich muss zugeben: Mir hat ja auch immer alles geschmeckt, auch wenn ich den Geschmack als solchen nicht vermisse. Ich hatte mich auch nicht mehr so intensiv mit dem Thema beschäftigt, vielleicht hatten all die Infos bezüglich Tierethik, Gesundheit, Ökologie, Ausbeutung usw. ihre Wirkung über die Jahre etwas verloren und auf Hülsenfrüchte hatte ich auch plötzlich keine Lust mehr. In einer Woche des Alles-Essens (bis auf Fleisch) habe ich auch gleich 3kg zugenommen und mich sehr schwer und träge gefühlt. Ich war irgendwie richtig fertig und auch ungeduldiger, aggressiver als sonst. Mein Körper hat geschrien: Hilfe, was passiert hier? Geh wieder zurück auf Start! Und meine Kloprodukte waren vom Rosenduft noch weiter entfernt, als üblicherweise (so auch mein Schweißgeruch). Für mich ist pflanzliche Ernährung (mit steigendem Rohkostanteil und mehr oder weniger regelmäßigem Saftfasten) die beste Ernährung, idealerweise ohne Gluten und (zumindest) Industriezucker (und Agavendicksaft, denn der ist noch schlimmer als Haushaltszucker). Das tut meinem Körper, meiner Seele und auch meinem Geist gut, auch fühle ich mich damit am aller wohlsten, gut verbunden und federleicht. Doch sehe ich heute vieles nicht mehr so dogmatisch wie zu Beginn meiner Pflanzenfresser-Karriere.

Durch die pflanzliche Ernährung konnte ich im Laufe der letzten Jahre verschiedene Veränderungen an mir und meinem Körper feststellen. Diese möchte ich mit dir teilen:

- Ich bin feinfühliger geworden
- Mein Körper riecht anders (nicht mehr so intensiv wie früher)
- Ich merke viel schneller, wenn mir ein Lebensmittel nicht guttut
- Ich fühle mich viel freier (auch bezüglich Ängste, Gesellschaftsnormen, etc.)
- Ich hinterfrage Dinge, die als selbstverständlich angesehen oder vorausgesetzt werden, was ich früher gar nicht getan habe
- Mein Geist ist wacher und ich fühle mich viel mehr mit "oben und unten" verbunden bzw. habe auch erst seitdem Zugang zu diesen beiden Verbindungen, man könnte auch sagen meine Spiritualität hat aus ihrem langen Schlaf ein Äuglein aufgetan
- Mein Körpergewicht hat sich reduziert (von vegetarisch auf vegan nochmal knapp -10kg, wobei ich davor mit steigender Bioqualität und vegetarisch schon ganz langsam und mit Schwankungen 10kg abgenommen hatte) und auch stabilisiert
- Meine chronische Blasenentzündung hat sich weitgehend verabschiedet und kommt nur noch ganz selten zu Besuch, wenn ich zu viel Zucker gegessen oder zu wenig Wasser getrunken habe
- Anfangs war meine Teenie-Akne-Haut sehr bald schöner

Vielleicht ist nicht alles auf die vegane Ernährung als solche zurückzuführen, sondern auch auf das (intermittierende) Fasten, mehr Grünzeug und Rohkost in meiner Ernährung und phasenweise kein Zucker und kein Gluten. Ich muss außerdem dazusagen, dass mit jedem Kind ein weiteres Stück von mir selbst mit auf die Erde kam. Auch ich befinde mich in einem Prozess, in dem ich mich gaaaaaaaaaanz langsam reinige, auch mal einen Schritt zurückgehe, um dann wieder Neues auszuprobieren und je nach Erfahrung und Bewertung in mein Leben zu integrieren.

In diesem Sinne: Sei gut zu dir, hör auf dich, deinen Körper und deinen Instinkt (und wenn du sie schon kennen gelernt hast, deine innere Stimme), probiere Neues aus, behalte deine Nährstoffe und Darmgesundheit im Auge und hab Spaß an Ernährung für dich und deine Familie!

Mama Pflanzen Fresser

INTERVIEW MIT PAPA FLEISCHFRESSER

Mit diesem sehr persönlichen Interview zwischen meinem Mann Gottfried und mir möchte ich dir ganz offen zeigen, wie es uns als Familie damit geht, dass sich Mama und Papa verschiedenartig ernähren. Hier wird zwar die Sicht meines Mannes, der praktisch alles isst, dargestellt, doch sagt das auch viel über unser Zusammenleben bezüglich Ernährung aus.

Wie geht es dir damit, dass ich mich vegan ernähre?

Es ist nicht immer einfach. Es betrifft ja nicht nur mich, sondern auch die Kinder. Auch für mich ist es – immer noch – eine Umstellung. Da ich selbst gerne koche, habe ich ein paar neue Rezepte kennengelernt. Ich bekomme jetzt auch mehr Infos über gesunde Ernährung und weiß jetzt z.B. auch, dass Nitrit in Wurstprodukten schädlich ist. Ohne dich hätte ich mich damit nie beschäftigt. Doch obwohl ich weiß, dass manches nicht gut für mich ist, verzichte ich nicht darauf, doch esse ich jetzt von diesen Dingen etwas weniger.

Was findest du, hat sich bei, bzw. zwischen uns verändert, seitdem ich eine Pflanzenfresserin geworden bin?

Deine Blähungen sind intensiver geworden (Anmerkung: nur nach Konsum von Sojaprodukten). Wir gehen gerne Essen, daher wählen wir die Restaurants sorgfältiger aus. Da du dich sehr intensiv mit dem Thema beschäftigst, bin ich manchmal etwas genervt, wenn ich nach Hause komme und du dir wieder irgendwelche Interviews, etc. anhörst, in denen es nur um vegane Ernährung geht.

Hat sich dein Essverhalten seitdem verändert?

Ja, da ich jetzt einfach mehr von dem Thema mitbekomme und mich besser auskenne. Anfangs wolltest du mich ja noch missionieren, was sich dann wieder gelegt hat. Ja, wir ernähren uns unterschiedlich, doch das ist ok.

Die Kinder wurden ja anfangs rein pflanzlich ernährt. Hattest du da irgendwelche Bedenken?

Ja, ich habe mir schon Sorgen gemacht, ob sie denn alle Nährstoffe bekommen. Ich finde es super, dass du den Kindern die Entscheidung selbst überlässt und sie, seit sie zwei Jahre alt sind, alles essen "dürfen". Ich bin natürlich froh, dass sie, falls sie diesbezüglich in deine Fußstapfen treten, von deinem Wissen über eine ausgewogene pflanzliche Ernährung profitieren können.

Kannst du der veganen Ernährung auch etwas Positives abgewinnen?

Mir ist schon bewusst, dass dies ein gesunder Lebensstil ist, mir persönlich schmeckt einfach die omnivore Kost am besten. Dennoch hat mich dein Lebenswandel auch positiv beeinflusst, da ich mich jetzt ausgewogener ernähre als davor, ich habe Saftfasten ausprobiert und verzichte gelegentlich auch mal für eine Woche auf Fleisch oder Fisch. Wenn ich diese Produkte einkaufe, achte ich jetzt zumindest auf Bioqualität und checke die Zutatenlisten, was ich früher nicht beachtet hatte. Natürlich hat sich auch mein Wurst-Konsum reduziert. Außerdem kann ich mich immer mit Fragen oder Bedenken immer an dich wenden.

Wie empfindest du unseren Essalltag als gemischte Familie?

Jeder macht halt sein Ding und ich versuche, die pflanzlichen Nahrungsmittel in meine Gerichte einzubauen, woraus für mich völlig neuartige Speisen entstehen. Oder ich pimpe einfach deine Rezepte mit meinen Zutaten. Ich finde unseren Essalltag interessant.

Kannst du eine typische Mahlzeit im Hübl-Haus beschreiben?

Am Tisch essen du und ich meist jeder für sich etwas anderes und die Kinder essen bei beiden mit.

Empfindest du Ernährung als Streitthema zwischen uns?

Nicht direkt als Streitthema. Du magst halt viele Restaurants nicht so gerne, die ich mag, wobei das nicht unbedingt mit deiner veganen Ernährung zu tun hat.

Aus deiner Wahrnehmung – wie gehe ich damit um, dass du alles, insbesondere Fleisch, isst?

Ich glaube, es war für dich nicht immer einfach und es brauchte auch eine gewisse Zeit zu akzeptieren, dass ich weiterhin Fleisch esse, wobei es für dich zumindest anfangs noch schwieriger war, wenn die Kinder insbesondere Fleisch und Kuhmilchprodukte zu essen bekommen haben. Heute funktioniert das besser und du nimmt es an, dass wir auch tierische Produkte essen, nur Wurstwaren sind für dich ein absolutes No-Go, an das ich mich zu Hause halte.

Warum bist du nicht auf den Zug der Pflanzenfresser mit aufgesprungen?

Weil mir die omnivore Kost so gut schmeckt und eine vegane Ernährung für mich mit Verzicht verbunden wäre.

Bist du zufrieden mit der Ernährung unserer Kinder?

Ich bin froh, dass sie die Entscheidung grundsätzlich selbst treffen können und bin zufrieden mit ihrer Ernährung.

Hast du das Gefühl, dass ich mich durch die pflanzliche Ernährung verändert habe? Wenn ja, wie?

Ja. Zunächst bist du "nur" schlanker geworden und hast dich bewusster ernährt. Schritt für Schritt hat sich auch dein Wesen verändert – dein soziales Umfeld, der gesamte Lebensstil. Du bist empathischer als früher.

Wie ging das soziale Umfeld, insbesondere die Großeltern, die damals oft die Kids betreut haben, mit meinem Wunsch nach reiner Pflanzenkost für die beiden um?

Das Umfeld, beide unsere Familien, hatte nicht viel Verständnis dafür und sie haben sich Sorgen gemacht. Dir zuliebe hat meine Mutter begonnen, Rezepte zu veganisieren und hatte Freude daran, Neues auszuprobieren. Ich habe meinen Eltern erklärt, dass du dich auskennst und weißt, was du tust und stand da voll hinter dir – was ich übrigens auch heute noch tue, wo das kindliche Bewusstsein für totes Tier und weggesperrtes Kalb steigt.

Könntest du, von deinem Wissensstand und Gefühl aus, die Kinder alleine vegan ernähren?

Ein bisschen müsste ich vielleicht nochmal nachlesen, dafür bin ich ja jetzt mit diesem Buch bestens ausgerüstet; aber wahrscheinlich wäre ich schon dazu in der Lage.

Was gibt's zu essen, wenn ich außer Haus bin?

Das kommt drauf an, was der Kühlschrank hergibt und worauf die Kids Lust haben. Eigentlich nicht wirklich viel Anderes, als wenn wir alle vier im Hause sind – nur, dass dein Teil weitestgehend fehlt.

SCHLUSSWORT

Du weißt jetzt, wie du dich und deine Familie vegan gesund ernähren und pflegen kannst – und das von Anfang an, inkl. optimaler Vorbereitung für Mama und Baby. Wir haben deine Zweifel aus dem Weg geräumt und du kannst ruhigen Gewissens deine Werte und Gesundheitsvorstellungen an deinen Nachwuchs weitergeben. Du weißt über die kritischen Nährstoffe Bescheid (die nicht nur sich pflanzlich Ernährende betreffen), zu denen zusammenfassend und je nach Stadium Folgende zählen können:

- Protein
- Omega-3-Fettsäuren
- Vitamine: A, B1-3, 6, 9, 12 und D
- Mineralstoffe & Spurenelemente: Eisen, Calcium, Iod, Zink, Selen

Du kannst den Bedarf an diesen Nährstoffen leicht mit veganer Ernährung decken, wobei dein spezielles Augenmerk Vitamin B12 & D, Eisen und Calcium gelten sollte. Zur Sicherheit kannst du du die beschriebenen Blutwerte kontrollieren lassen. Euren Konsum an Zucker, Salz und Gluten, gegebenenfalls auch Soja, dürft ihr achtsam beobachten bzw. einschränken oder auch weglassen.

Wir haben über das Stillen diskutiert, du hast einen Überblick über verschiedene Möglichkeiten zur Beikost-Einführung bekommen sowie Anregungen zu eurem Speiseplan und nebenbei viel über eine ausgewogene Ernährung gelernt. Außerdem habe ich dich ein bisschen in mein Leben mit hineingenommen und so einiges aus dem Nähkästchen geplaudert. Ich freue mich, dass du dir die Zeit für dieses wichtige Thema nimmst, das auch mir persönlich sehr am Herzen liegt.

Zu guter Letzt möchte ich dir noch meinen Podcast "federleicht mit Manu" vorstellen, den du dir kostenlos auf meiner Website manuhuebl.com anhören kannst. Mit den Episoden helfe ich Menschen dabei, mehr Leichtigkeit in ihren Körper, Geist und Alltag mit Kindern zu leben und habe auch die eine oder andere Episode zu Mama Pflanzenfresser aufgenommen.

Ich wünsche dir und deiner Familie von Herzen alles Liebe.

Deine Manu

QUELLEN & WEITERFÜHRENDE INFOS

Bücher und e-Books

Bialik M.: Beyond the Sling: A Real-Life Guide to Raising Confident, Loving Children the Attachment Parenting Way, 2012
Campbell C. T.: The China Study, 2006
Dahlke/Vetters, S.: Gutes Essen für gesunde Kinder ohne Allergien – vegan & glutenfrei, 2016
Davis W.: Weizenwampe: Warum Weizen dick und krank macht, 2013
Dinse et. al.: Lebensmittelkunde / Nährstoffe: Makro- und Mikronährstoffe, 2012
Dittmar, V.: Kleine Gefühlskunde für Eltern, 2014
Elmadfa / Leitzmann: Ernährung des Menschen, 2015
Fischer A.: Das große Buch der Rohkost, 2011
Fürstler A.: Sprossen & Mikrogrün, 2016
Fürstler, A.: Sprossen & Keimlinge: 15-Minuten-Rezepte mit Vitalstoff-Food, 2017
Graf, F. P.: Homöopathie und die Gesunderhaltung von Kindern und Jugendlichen: Ein Entwicklungsbegleiter, 2009
Goebel / Glöckler: Kindersprechstunde, 2013
Henseler, I: Die Naturheilkunde Hausapotheke für Babys & Kinder, 2. Aufl., 2018
Hochstrasser, U.: Kinderernährung lebendig und schmackhaft: Ein Handbuch für optimale Kinderernährung mit viel Hintergrundwissen und tollen Rezepten, 2015
Kainer / Nolden: Das große Buch zur Schwangerschaft, 2010
Leitzmann / Keller: Vegetarische Ernährung, 2013
Leopold S., Gesund grün essen. Grüne Superfoods für das ganze Jahr! (e-book), 2018
Leopold S., Sprossen und Grünkraut, kleine Wunder der Natur (e-book), 2015
Niederer M.: Gesund von Geburt an: Natürliche Anfangsnahrung, 2014
Reifenhäuser S.: Vegane Lebensmittel: Der Nährwertkompass für eine gesunde Ernährung, 2015
Rittenau, N.: Vegan-Klischee ade!, 2018
Robbins J.: The Food Revolution, 2010
Stadelmann I.: Die Hebammensprechstunde, 2005

Skripten & Dokumente

Die Deutsche Veganstudie (online):

http://www.vebu.de/alt/gesundheit/Die_Deutsche_Vegan_Studie.pdf
Orthomol veg. One Beipackzettel 01/14
Petter / Pohlmann: Die große vegane Nährwerttabelle, 2007
Saahs C.: Mit Wickel, Globuli und Hausmittel sicher durch die Kleinkindzeit, 2016
WGKK, Richtig essen von Anfang an, 2013

Websites

Albert Schweitzer Stiftung für unsere Mitwelt: albert-schweitzer-stiftung.de/
Bastigkeit: http://www.pharmazeutische-zeitung.de/?id=35638
Dr. Ellsworth Wareham: www.youtube.com/watch?v=FX58PyQwrcI
Dr. Michael Greger: nutritionfacts.org
Dr. Ruth Heidrich: www.youtube.com/watch?v=a1MOLnK6CfU
La Leche Liga: lalecheliga.at
Österreichische Agentur für Ernährungssicherheit: www.ages.at
Pavlina: http://stevepavlina.de/sind-menschen-fleischfresser-oder-pflanzenfresser
PETA: www.peta.de
Provegan: www.provegan.info/
The Physicians Committee: pcrm.org/
Vegane Gesellschaft: www.vegan.at
Vegangesund: www.vegangesund.info/de/die-7-regeln/
Vegetarierbund: www.vebu.de/
Verein für Unabhängige Gesundheitsberatung e.V.: www.ugb.de
Zentrum der Gesundheit: www.zentrum-der-gesundheit.de/kuhmilch.html

Sonstige Internetquellen:

derstandard.at/1369264081899/Vitamin-D-Versorgung-in-der-Schwangerschaft-nichtausreichendgesund.co.at/vegan-leben-gesund-25144/
gesund.org/info/eisen.htm
https://vegan-taste-week.de/wp-content/uploads/Vegan-Taste-Week-N%C3%A4hrstoffe.pdf
neu.vegan.at/
www.apo-baer.de/Ernaehrung%20waehrend%20Schwangerschaft%20und%20Stillzeit.html
www.deutschlandfunk.de/blutarmut-eisenmangel-als-immunstrategie.676.de.html?dram:article_id=276173 http://www.frauen-heilkraeuter.de
www.dietitians.ca/Downloads/Factsheets/Guidlines-for-Vegans.aspx
www.vegan.at/
www.vitamin-b12-mangel.org
www.vitaminb12.de

www.vitamind.de
www.vitamine.com
www.vitamindcouncil.org/
https://www.welt.de/gesundheit

Online-Kongresse, Vorträge und temporär verfügbare Interviews
Glücksknirpse: Interview mit Angelika Gräfin Wolfskeel von Reichenberg (02/2018) – von den Glücksknirpsen gibt es auch interessante Online-Kurse.
Kindergesundheitskongress 2016 – insbesondere Dr. med Raimund von Helden
Osterinterview Angelika Fürstler interviewt von Kevin Heckmann: Sprossen für Sprösslinge, 2018
Vegan Planet (Messe) – Vortrag von Petra Frühwirth: Pflanzliche Ernährung in Schwangere, Stillende und Kinder, 2018
Veganer Familienkongress 2018 - insbesondere Interviews mit Dr. Oliver Dib (veganer Gynäkologe), Kirstin Knufmann von pure raw, Anja Rathgeb Aktion Pflanzenpower, Silke Leopold und Niko Rittenau
Webinar Dr. Karin Bender-Gonser interviewt von Kevin Heckmann: Nie wieder Zahnprobleme?!? 03/18
Webinar Florian Sauer, interviewt von Andreas Paffrath zum Thema Darmreinigung, 2018
Weltvegantag Online Kongress (2016, 2017, 2018)

Haftungsausschuss

Die Inhalte dieses Ratgebers wurden sorgfältig erarbeitet. Sie dienen der Information, sollen und dürfen kritisch hinterfragt werden und sind kein Ersatz für ärztlichen Rat.

Dies ist kein medizinisches oder wissenschaftliches Werk, welches zudem keinen Anspruch auf Vollständigkeit erhebt. Die Autorin übernimmt keinerlei Garantie oder Haftung für die Nutzung dieser Informationen.

Die Autorin erzählt auch immer wieder davon, wie sie den Umgang mit einzelnen Nährstoffen und auch die Ernährung für sie selbst und ihre Kinder handhabt. Dies stellt keine Handlungsempfehlung dar, sondern dient rein der Information, Inspiration und Basis für Eigenrecherche und / oder Diskussion mit weiterem Fachpersonal.

Inhalt

Dieses Buch basiert teilweise auf Auszügen aus der Diplomarbeit der Autorin mit dem Titel "Vegane Ernährung in der Schwangerschaft. Analyse des Einflusses veganer Ernährung auf Mutter und Ungeborenes.", die sie 2014 im Rahmen ihrer Ausbildung zum / zur dipl. ErnährungstrainerIn verfasste.

Formulierung

Auf eine geschlechtsneutrale Formulierung wird zugunsten der besseren Lesbarkeit verzichtet.

Weiters wird insbesondere im Schwangerschaftskapitel das Baby bzw. Ungeborene in der Einzahl formuliert, um den Lesefluss nicht zu stören. Natürlich ist das Buch auch für Leserinnen interessant, die mehr als ein Kind erwarten.

Impressum

2. Auflage

Kontakt: Manuela Hübl // Liliengasse 477 // 3034 Maria-Anzbach

Cover-Gestaltung: Dr. med. Kathrin Hamann

Bildquelle Cover: Stockunlimited

42942338R00101

Printed in Poland
by Amazon Fulfillment
Poland Sp. z o.o., Wrocław